刘子琦———— 著

女性用药
必备常识

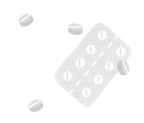

人民卫生出版社

·北 京·

图书在版编目（CIP）数据

女性用药必备常识 / 刘子琦著 . —北京：人民卫
生出版社，2022.8
ISBN 978-7-117-31729-0

I.①女… II.①刘… III.①妇产科病 – 用药法
IV.①R710.5

中国版本图书馆 CIP 数据核字（2021）第 100990 号

女性用药必备常识
Nüxing Yongyao Bibei Changshi

著　　者	刘子琦	
出版发行	人民卫生出版社（中继线 010-59780011）	
地　　址	北京市朝阳区潘家园南里 19 号	
邮　　编	100021	
印　　刷	北京顶佳世纪印刷有限公司	
经　　销	新华书店	
开　　本	710×1000　1/16　印张：13	
字　　数	199 千字	
版　　次	2022 年 8 月第 1 版	
印　　次	2022 年 9 月第 1 次印刷	
标准书号	ISBN 978-7-117-31729-0	
定　　价	59.90 元	

E－mail　pmph @ pmph.com

购书热线　010-59787592　010-59787584　010-65264830

打击盗版举报电话　010-59787491　　E-mail　WQ @ pmph.com
质量问题联系电话　010-59787234　　E-mail　zhiliang @ pmph.com
数字融合服务电话　4001118166　　E-mail　zengzhi @ pmph.com

我是儿科和妇产科药师，经常会帮助患者和身边的人解答一些疾病和用药相关的问题。这类问题积累多了，我发现了一个共性的问题：凡是来咨询孩子用药问题的妈妈，通常非常焦虑，可孩子的情况往往并不严重，孩子偶尔发热、腹泻等都会让妈妈紧张得不得了。倒是那些来咨询自身问题的妈妈，都是拖到了很严重的程度才来。曾经有个妈妈乳腺炎高热五天才想起来咨询用药，我建议她立即就医，她还在担心用药会不会影响哺乳、影响孩子，反而对自己的疾病没有那么担心。我对此既感动，又心痛，要知道乳腺炎是细菌感染引起的，长时间发热证明感染并没有得到有效控制，任其继续发展下去很可能造成菌血症，甚至还会威胁生命安全。

这让我意识到了问题的所在——女性对自己的关心太少了。

有人说，女人决定了一个家庭的命运。中国女性向来都是以"贤妻良母"作为理想化的标签，这本身就有点儿道德绑架的意思。好妻子、好妈妈的标准是什么？谁也无法下定论。但我们却要知道如何成为更好的自己，只有我们自己好了，一个家庭才会更好。

可在现实生活中，我身边的女性并不知道怎样才能对自己更好。物质上太浅显，精神上又太深奥。所以我打算从自己的专业角度来和大家说说女性健康。健康是拥有更好的一切的前提，有了这个"1"，后面无数个零才有意义。但很多女性对健康知识了解得并不多，她们中的很多人也许拥有无数个名牌包，却不知道有一种简单的办法可以最大程度地预防宫颈癌的发生；也许拥有高学历，却仍然不明白为什么自己生完孩子之后总是悲伤哭泣；也许非常注重卫生，却正在遭受阴道炎的反复折磨；也许对外形要求特别高，却在美容、丰胸、减肥的路上频频陷入误区……

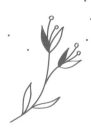

　　所有的一切，都会随着我们掌握了正确的健康知识而变好，我们将不再理所当然地认为痛经、人工流产是每个女人生命中必然承受之痛；也逐渐会明白更年期的情绪问题并非我们变得"矫情"了；甚至还会利用健康知识选择适合自己的美容产品和保健品。搞定这一切之后，我们就会发现，生活变得越来越好，烦心事儿也正在一样样地被甩到九霄云外，这种感觉太美妙了！

　　专业的事儿交给专业的人来办，你们负责貌美如花，我来负责解答你们关心的健康问题。准备好了吗？让我们一起出发！

刘子琦

2022 年 6 月

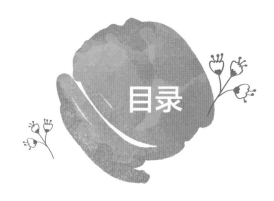

目录

性早熟

女孩是爸妈的小棉袄，男孩是爸妈的皮夹克，不管是小棉袄还是皮夹克，幸福的事儿可真不少，但有时候也的确挺操心的，比如让很多家长为之焦虑的性早熟。—— 1

青春痘

借用一句网络流行语，"理想很丰满，现实很骨感"，我在这里必须要给大家泼一泼冷水了，虽然青春期的生理特点确实容易导致青春痘，但也不是说一切都可以交给时间，任其自由发展。—— 6

痛经

为了说清楚痛经的问题，我豁出去了，分享一下自己的痛经经历，毕竟作为一个资深痛经经历者，我从来月经开始，就被老妈反复宽慰"坚强点儿，以后生了孩子就好了"。我不止生了一个，我生了两个，我以前喝过无数杯红糖水、生姜水……可该痛还是痛！—— 15

药物流产

在生殖内分泌科常会遇到这样的患者，夫妻年轻的时候一心奔事业，不打算要孩子，怀上了就去流掉。等年纪大了，事业有成，再回过头来想要一个孩子，却怎么也怀不上。凡是遇到咨询我用药问题的年轻姑娘，我都会见缝插针地去科普一下避孕知识，这可以让姑娘们免于流产，免于很多妇科疾病，甚至免于不孕。—— 21

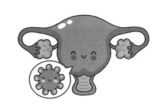

避孕药和
常见避孕方式

对于避孕这件事，网上有人笑称"许我海誓山盟，不如快去结扎"，笑归笑，至少我认识的男性中没听说谁去做了这种手术。作为女性，你知道人工流产手术后对咱们的身体有多么大的伤害吗？答应我，一定从头到尾认真看完这篇文章。爱惜自己，才能更好地享受人生，才能不枉来人间一次。—— 27

HPV 疫苗

电话里，闺密一阵咆哮："老刘，我要完了！你可得救救我啊……"原来前段时间闺密单位组织体检，今天拿到了体检报告，当她看到报告上宫颈癌筛查结果显示"HPV 阳性"，整个人都不好了，之后上网一查，就被满屏的"宫颈癌"给吓到了，好像自己马上就要得宫颈癌一样。—— 44

阴道炎

作为女性，不见得每个人都会生孩子，但绝大多数人可能会得阴道炎。阴道炎会让很多女性苦不堪言！很多姐妹一犯阴道炎就开始疑神疑鬼，总觉得是老公的问题，要么没洗干净，要么干坏事儿了。但就阴道炎这件事来讲，有的时候可能和老公有关系，大多数时候"队友们"是真的很无辜啊。—— 52

备孕期

终于可以聊一些轻松愉快的话题了。人生不是只有病痛，还有无数的期待和梦想。这些复杂的悲欢离合交错在一起，才构成了每个人独一无二的人生。备孕期就是这样一个充满期待和梦想的阶段，当成功的刹那来临时，你会发现所有的付出都值得。你即将读到的文字，就是为了让这个美好的阶段不留遗憾。—— 60

孕期

当验孕棒上"两道杠"出现的那一刹那，你的心情会如何？我体验过两次，第一次的时候才二十几岁，很兴奋，但更多的是紧张。第二次是三十几岁，心态明显成熟了不少，也淡定了些许，但喜悦的心情仍然是无法用语言描述的。老话常说"怀孕期间吃好、喝好、心情好，孩子身体自然好"，但只有经历过的人才会知道，真正要做到位并不容易。—— 69

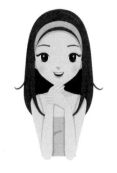

无痛分娩

关于生孩子的疼痛程度，有人形容是"像断了十二根肋骨那么痛"，我的两个孩子都是剖宫产出生的，但这并不代表我没痛过！很多时候我会想，如果当初生孩子的时候能够进行无痛分娩，我的世界可能会更加美好。过去不能重来，但我可以把这部分内容整理出来分享给如今的你们，让你们的世界变得更加美好。—— 84

坐月子

孩子生出来了，按照中国的传统产妇需要坐月子，坐月子期间需要使用到药物的情况并不多，这里简单说几个坐月子期间的注意事项，希望对姐妹们有帮助。—— 88

产后抑郁

世界卫生组织曾经做过一个有关抑郁症的科普动画，将抑郁症描述为"它就那样出现了，不分场合，没有来由。每当它出现，整个世界都变得灰暗了，持续的低落、疲惫、哀伤、焦虑、自责，日子变得看不到前方，一切都慢了下来。对外界的兴趣消失了，哪儿都不想去，偶尔还会想到死亡。"这条"黑狗"常常跟随在产妇身后，医学上将它称为产后抑郁。—— 90

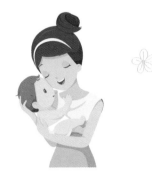

哺乳期

母乳的好处不言而喻，但很多人把服药这件事想得过于严重了，仿佛一旦妈妈吃了药，那么营养的乳汁就会立马变成毒药，这里先给大家吃颗定心丸儿——我们日常使用的绝大部分药物在哺乳期是安全的，通常不会通过乳汁给孩子造成危害。—— 95

更年期

其实所谓的"更年期"，应该是女性一生中最为幸福的一段时光，事业发展平稳，儿女长大成人，个人的身体情况、经济情况也还不错，正是享受美好生活的时候。可是大家一说到"更年期"，准保带点儿贬义色彩。如果说谁家里有个更年期的女性，那么很多人会拍拍他的肩膀表示同情，仿佛大家认定了一个"事实"——更年期≈作精。—— 106

骨质疏松

在每年发生骨折的老年人中，我们发现了一个问题，即女性明显多于男性，这又是为什么呢？这个现象的发生和雌激素水平的下降有很大关系。与其担心以后会骨折，不如现在就开始未雨绸缪，改善骨质疏松、预防骨折。—— 118

贫血

贫血虽然不是女性的专利，但却是很多姐妹会遇到的问题。贫血是一个长期、慢性的过程，症状并不像感冒、发热那么明显，所以特别容易被忽视。很多姐妹即使发现了贫血也没太当回事儿，认为这是件小事儿，殊不知长期处于贫血状态会给我们的身体带来一系列隐患。—— 121

失眠

失眠发生率较高，也正说明有很多人被同样的问题困扰，所以我们不用担心，保持轻松的心情、规律的作息、均衡的饮食和适当的运动，自然会水到渠成地拥有良好的睡眠，记住——良好的睡眠是健康的基础哦。—— 127

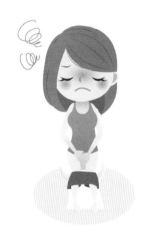

饮酒

对于饮酒这件事，一直就有争议，大家总想从"适量饮酒"的角度上找些蛛丝马迹来证明饮酒有好处，好给离不开酒精的自己找个完美的借口。直到 2018 年医学界的权威杂志《柳叶刀》发布了重磅文章，宣告压根儿不存在酒精的安全剂量，这才彻底让爱酒人士的梦想破灭了。但据我所知，大部分喜欢饮酒的人依然对酒精"爱得深沉"。—— 135

便秘

吃喝拉撒睡，是人五项基础的日常活动，缺一个都没办法继续活下去。其中"拉"和"睡"是相对比较容易出现问题的环节，而且这两类疾病似乎都更倾向于女性。失眠的问题之前说过了，现在咱们来说说便秘。—— 140

丰胸

这些年，凡是和可以让女性变美搭上边的东西，全都火得一塌糊涂，女人整形那些事儿，除了脸，就属胸部最容易受到大家的关注了，于是各种产品和手法陆续涌现出来，花样真是不少。为了让你不再相信那些江湖骗子的套路，我决定从根儿上来说一下丰胸。—— 146

减肥

说到减肥药，真的要先正襟危坐地跟姑娘们强调一件事——乱吃减肥药可是会死人的。不信的话，大家可以去网络上搜一下相关新闻，吃减肥药吃到肝衰竭、肾衰竭的并不是什么新鲜事儿，直接吃死的也不少。是谁给你的勇气把那些五花八门的小药丸塞到嘴巴里的？—— 150

防晒

能够使皮肤衰老速度减慢的法宝有两个，即保湿和防晒。2019 年有个热门话题是关于"防晒霜的成分会被吸收进入人体，这可能会带来健康隐患"。这个话题一出现，瞬间在女性中掀起了轩然大波。虽然防晒霜并不属于药物，但既然被人误会成毒药了，我一定要好好跟大家说说。—— 156

面膜

很多皮肤科医生已经多次讲过"面膜无用论"，道理咱都明白，但是面膜已经成为我们人生中不可或缺的一部分了啊，戒不掉的那种。所以我这次不说面膜有啥用，只是把它假定为像"姨妈巾"一样的生活必需品，就单纯聊聊怎样选面膜。—— 163

肉毒毒素

从古至今，一说到"毒"，没有人不怕。直到一个产品的横空出世打破了这个僵局——肉毒毒素，也就是大家俗称的肉毒素。虽然叫"毒素"，如果使用方法正确，它可以帮助我们改善很多面部缺陷。—— 166

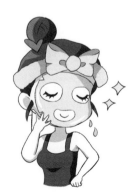

透明质酸

往脸里打的美容针，不止肉毒毒素一种，还有透明质酸。透明质酸这个坑填起来有点儿大，因为肉毒毒素毕竟仅用于注射，而透明质酸有注射的、填充的、抹脸的、敷脸的，甚至还有口服的。既然这次提到了，咱就索性一并说清楚。—— 171

海淘药物

海淘药物是很多女性热衷的事情，大家喜欢做这件事情的原因大多是由于国外的药品被宣传得神乎其神，其中尤其是以日本海淘药物最为火爆。不用说别人，就连我父母去日本旅游的时候也带了很多药回来。—— 177

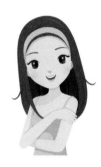

女性保健品

随着生活水平的提高，大家越来越重视自己的健康。很多姐妹的梳妆台上除了琳琅满目的化妆品之外，往往还会多出很多花花绿绿的瓶子。保健品似乎已经成为女性，尤其是中年女性的必备品了。但是问到很多人依据什么为自己选择保健品时，回答往往是"听说这个效果特别好""我朋友用了特别好""明星都用"之类。—— 183

女人的私家小药箱

每个女人都有自己的小秘密，家里的小药箱往往是最能体现秘密的地方。之前有句很火的话——"你的气质里，藏着你走过的路，读过的书和爱过的人"，而你的药箱里，则藏着你不为人知的痛苦。—— 191

性早熟

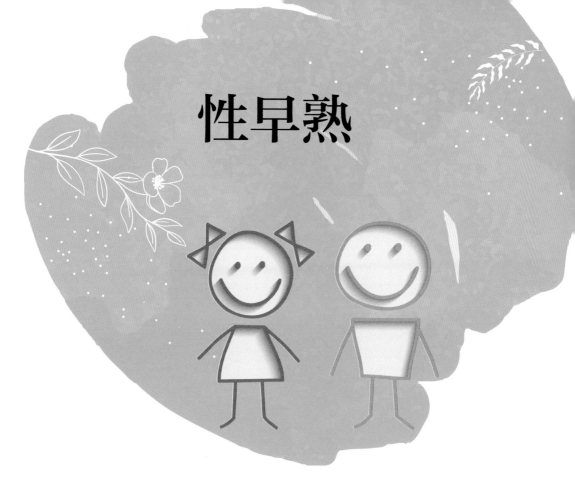

　　孩子能够健康、平安成长是每个妈妈的希望，然而有一种情况却不容忽视，那就是让很多人为之焦虑的性早熟。性早熟是一种常见的儿童内分泌疾病，女孩和男孩青春期发动的平均年龄分别为 9.5 岁和 11.5 岁。所以从定义上讲，所谓性早熟指的是女孩在 8 岁以前、男孩在 9 岁以前出现了第二性征，或者女孩在 10 岁以前出现月经的情况。如果按照这个定义来统计，全世界儿童性早熟的发病率在 2% 左右，也就是说每 100 个儿童中就有 2 个会发生性早熟。

　　面对这个数字，有人提出了反对意见。比如在 8 岁的时候，大约有 48%的非洲裔美国女孩开始出现乳房和阴毛发育，同年龄段白人女孩大约有 15%出现这种情况。所以在诊断一个孩子是否是性早熟的时候，医生需要综合评估，不能只看孩子的年龄，还需要考虑孩子的民族、体重情况（如是否肥胖）、特征表现等，此外还要排除存在其他疾病的可能。

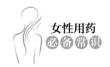
女孩性早熟的发病人数明显多于男孩，而性早熟这件事如果没有得到及时治疗，可能会让孩子面对成年后身材矮小以及部分心理问题。

目前在我国，大众对于性早熟的认识还不够，有些家长受到一些传统观念的影响导致此病的就诊率并不高。很多来就诊的孩子已经出现了明显的症状或者心理问题，他们中的很多人已经非常遗憾地错过了最佳的治疗时机。

子琦的贴心提示

如果女孩不到 8 岁、男孩不到 9 岁就出现了第二性征发育等情况，或者女孩不到 10 岁就来月经了，家长一定要对此足够重视，及时带孩子去医院就诊。

了解性早熟

要了解性早熟，我们就需要知道这种疾病的特点，按照发病特点，性早熟大致可以分为三类。

中枢性性早熟 我们的身体如同一台设计精密的仪器，而让它和谐工作则完全依赖于大脑这个"司令部"的指挥。因"司令部"错误发送指令导致的青春期提前，被称为中枢性性早熟。大多数中枢性性早熟的发病原因尚不明确，少部分可能是由于脑内病变引起，如颅内肿瘤、脑外伤、脑积水等。大约 90% 女孩和 60% 男孩的中枢性性早熟发病原因不明。

外周性性早熟 对于女孩，引发外周性性早熟最常见的原因是肾上腺或者卵巢等性腺器官出现病变（如卵巢囊肿、卵巢肿瘤等），导致异常的激素分泌。长期重度甲状腺功能减退症患儿偶尔也会表现为性早熟，如女孩可表现为乳房发育过早、溢乳和反复阴道出血。还有少部分孩子是因为无意间接触到了性激素，如误服了避孕药、丰胸药，或者接触了来源不明的"保健产品"，这类"保健产品"中通常会违规添加雌激素类药物。这种情况虽然不常见，但的确有部分孩子因此而提前发育。

良性青春期变异 虽然第二性征提前发育了，但是如果能够排除疾病因素，且孩子也没有持续性性发育，那么这类性早熟就属于良性青春期变异，不需要过于担心，孩子最终的身高也不会受到影响。例如一些小于 2 岁的女孩出现乳房发育，这种情况如果经过医生仔细检查并未发现青春期发育的其他表现，则家长只需要定期监测孩子的发育情况即可。如果孩子一旦出现持续的青春期发育情况，恐怕就不属于良性青春期变异了，此时及时就医才是对孩子负责的表现。

当然，还有一些特别复杂的性早熟情况，这里就不再多说了。再次强调，对于家长而言，假如女孩在 8 岁以前、男孩在 9 岁以前出现了第二性征发育，或者女孩在 10 岁以前来月经，要及时带孩子去医院就诊。

如何治疗性早熟

性早熟治疗的主要目标是让孩子在成年后可以达到正常身高，而是否需要治疗主要取决于孩子发现性早熟时的年龄、性早熟的速度，以及根据骨龄提前程度预测的成年身高。

通常，治疗效果最好的往往是那些年龄较小、性早熟进展迅速以及预测成年后身高比较矮的孩子。性早熟进展缓慢的孩子很多时候即使不治疗成年后也可达到理想身高，这种情况下治疗的意义显然就没有那么大了。

针对性早熟，主要治疗药物是促性腺激素释放激素激动剂，对于这个复杂的名字，大家了解一下就好，毕竟孩子是否需要使用这种药物主要还是依靠医生通过综合评估作出的专业判断。

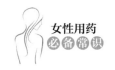

如何避免性早熟

在生活中，家长不要给孩子随意服用补品和保健品。我曾经遇到过一个很可爱的女孩，她被诊断为性早熟，原因是家长给她长期服用了一种宣称能够增高的保健品。家长的初衷本是好的，可是由于孩子服用的时间比较久，相关症状发现得又比较晚，所以很可能会对她成年后的身高产生不利影响，我至今还记得家长目光中的后悔和忧愁。

其实不仅要小心补品和保健品，一些含有激素的药品（如避孕药、含有雌激素的药膏等）、丰胸产品、化妆品等也要避免让孩子接触。

在饮食上，不要一味追求大鱼大肉，或者摄入过多的高热量、油炸食品，这些不健康的饮食方式会导致营养过剩和肥胖，而肥胖本身就是性早熟的高危因素。在餐具的选择上，尽量避免使用含双酚 A 的塑料餐具。虽然对于双酚 A 是否会导致人类性早熟还存在争议，但我国已经禁止生产和销售含双酚 A 的奶瓶，所以家长在餐具的选择上多注意一些也没有坏处。

在生活方式上，建议家长帮助孩子养成良好的生活习惯，平时要多运动，保证充足的睡眠。不要让孩子过多使用电子产品，尤其是避免孩子在网络上接触到淫秽色情等不健康内容。

这些说法是真的吗

性早熟是家长关注度极高的话题，自然在网络上也会产生很多谣言，现在咱们就来看看，关于性早熟，下面这些说法是真还是假。

"反季蔬菜、水果是催熟的，吃了会性早熟"的说法并不可信，因为所谓"催熟"，用的其实是植物激素，也叫植物生长调节剂，和人体的性激素可不是一码事儿。植物激素只会影响蔬菜、水果的品质和口感，并不会危害人体健康，我们大可不必一听到"激素"就紧张。开个玩笑，如果吃反季蔬菜、水果能导致人类性早熟，那么女生吃了花粉会不会怀孕呢？毕竟花粉就是植物的"精子"啊。

同样道理，蜂蜜中会含有极微量的花粉，花粉中同样含有植物激素，但吃蜂蜜也不会导致人类性早熟，蜂王浆中确实含有雌激素，不过含量极低。说实话，类似蜂蜜、蜂王浆之类的东西，并不建议给孩子吃，因为它们并没有什么特殊的营养成分，但是含糖量极高，吃它干什么呢？

生活中容易和性早熟联系在一起的，还有豆浆以及鸡肉。豆制品中确实含有类雌激素，但它和人体的雌激素不一样，平时正常量喝豆浆、吃豆制品并不会导致性早熟。

至于鸡肉就更"委屈"了，随着现代饲养技术的不断进步，鸡出栏的时间大大缩短，这是品种筛选和科学饲养的结果，并不是用激素"催熟"的。少吃炸鸡没毛病，只不过问题在于炸而不在于鸡，油炸食品吃多了，胖孩子发生性早熟的概率确实会升高。

还有一种说法是和爸妈同一个床上睡觉的孩子容易发生性早熟。这个说法的提出没有任何科学依据，不过对于大龄儿童来说，和父母长期不分床总归不是什么正常现象，时间久了对孩子的心理发育也不利。

有网友打趣说，女孩是爸妈的小棉袄，男孩是爸妈的皮夹克，不管是小棉袄还是皮夹克，幸福的事儿可真不少，但有时候也的确挺操心的，谁让咱们是人家爸妈呢？

不管有没有性早熟，感觉孩子长大就是一转眼的事儿，青春期一到，新的烦恼又来了，你青春期的时候长青春痘了吗？

青春痘

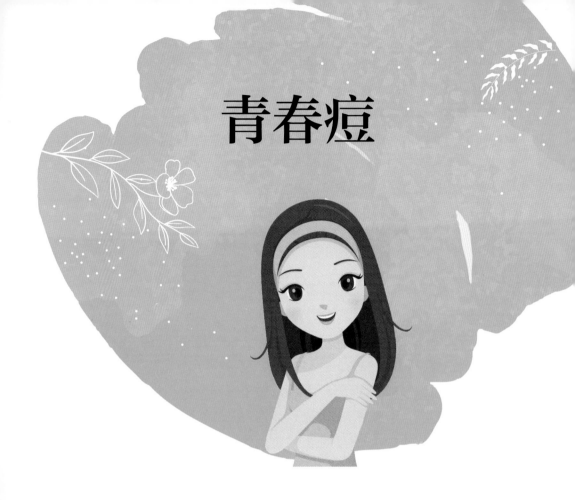

　　"青春痘"这个名字非常好听，听上去仿佛只有那些青春年少的人才会得这种病。所以很多早已过了青春期的男男女女，虽然长了痘痘，但还是安慰自己："没事儿，长了痘痘代表我还年轻，反正痘痘迟早都会消失，我只要享受青春就好了。"

　　借用一句网络流行语，"理想很丰满，现实很骨感"，我在这里必须要给大家泼一泼冷水了。虽然青春期的生理特点确实容易导致青春痘高发，但是也不是说一切都可以交给时间，任其自由发展。如果青春痘已经形成了痘印，甚至瘢痕，它们搞不好会伴随你一辈子，一旦发生这种情况，估计任谁也不会特别怀念这段青春岁月了。另外，还有很多人即使过了青春期，脸上依然会有这种痘痘，此时就算是痘痘自己也会不再好意思称为"青春痘"了，叫痤疮才更为贴切，从青春痘到痤疮，是不是听上去就没有那么美好了？

每个人都有可能得痤疮，只不过它在青春期中更为常见罢了。有研究显示，16 岁左右的人群痤疮的发病率最高，接近 70%，18 岁以后痤疮的发病率开始逐渐下降。也正因如此，痤疮才有了"青春痘"的美名。

这里有一个坏消息和一个好消息分享给同为女性的你：坏消息是在 20 岁左右的女性中大约有一半存在青春痘的困扰，近 25% 的 30 岁女性和超过 10% 的 40 岁女性仍然偶有痤疮发作；好消息是等到绝经以后，女性就很少出现痤疮了，50 岁以上女性中痤疮的发生率小于 5%。

子琦的贴心提示

在 25 岁以上的女性中出现的痤疮被称为成年女性痤疮。有些女性是从青春期开始出现痤疮，直到成年期其痤疮还在继续进展；有些女性则在青春期并没有出现痤疮，但是在 25 岁后开始出现。

不论是身体的哪个部位，只要"不通"，必然会出现问题。要说痤疮的成因，研究显示大多是面部的皮脂腺分泌过于旺盛，过多的油脂很容易堵塞毛孔，进而出现白头或黑头、红色的痘痘，甚至又大又痛的脓包。痤疮一般长在面部，因为面部是人体"产油"最多的地方，但也有可能出现在其他油脂分泌旺盛的区域，如背部、肩膀、颈部和胸部，总之就是那些在运动时最容易出汗的部位，所谓"无油无痤疮"说的就是这个。

除了受到年龄因素影响外，痤疮的发生还与身体的内分泌状态、饮食、心理、吸烟等因素有关，如有的人甜食吃多了容易长痘；有的人"大姨妈"来之前容易长痘（对于成年女性，痤疮和激素水平关系最为密切）；有的人熬夜了、压力大了、饮食不规律了容易长痘……另外，痤疮的发生与遗传因素也有关，如爸爸妈妈年轻时都有严重的痤疮，那么孩子出现痤疮的概率就要大一些。另外，过度清洁皮肤以及其他不良护肤习惯也会导致痤疮的发生。

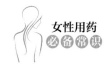

　　不管怎样，皮肤方面的问题还是要交给皮肤科医生，首先需要依靠皮肤科医生确诊面部的问题属于痤疮；其次，痤疮的治疗药物基本上是处方药，治疗方案要因人而异，所以关于治疗药物的选择和使用也要听皮肤科医生的。

　　我有个闺密最近一直被痤疮困扰，非缠着我让我给她推荐药物，还说："不就是几个痘痘吗，我懒得去医院折腾，你给我推荐个药膏抹抹得了。"于是我正襟危坐，和她聊了聊。

　　制订一个靠谱的治疗方案，医生首先要明确痘痘的类型和严重程度；其次还要确定你的皮肤类型，如是干性、油性还是混合性；最后，医生还要综合评估引起面部痤疮的原因，如是遗传所致、激素相关，还是本身有什么基础疾病。另外，医生还会关注痤疮出现的时间，明确是刚刚形成的痤疮，还是陈旧性痤疮，如果是陈旧性痤疮，还要看看是否存在瘢痕和痘印。以上这些信息都掌握了，医生才能结合你的过敏史、相关检查结果、以往使用的药物和用药后的效果等形成初步治疗方案。哦，对了，在制订治疗方案的时候，医生还要考虑你的工作性质以判断你是否能够按时用药。另外建议你就诊的时候携带平时常用的护肤品和化妆品，这些对于治疗方案的制订也是有意义的。

　　闺密咽了下口水，眨巴着大眼睛打断了我："好吧，你还是给我推荐个皮肤科医生吧。"

我们为什么会长痤疮

　　刚才说了，导致痤疮的根本原因是皮脂腺分泌旺盛，但是皮脂腺分泌旺盛的原因又是什么呢？其实，痤疮的发病机制可以分为以下四类。

　　毛囊皮脂腺导管角化异常　对于普通人来说，这个原因的字面含义不太好理解，简单来说，就是皮肤表面有异常堆积的角质，把开口封闭了。这可能与雄激素有关，属于内因；也可能与脂质和细胞因子有关，大多属于外因，如我们使用的护肤品和化妆品；还可能和导管闭塞有关，如皮肤长期浸

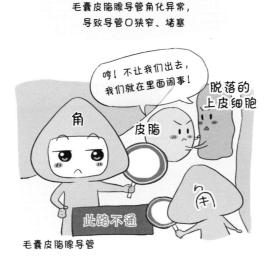

泡于水中，会使毛囊皮脂腺导管入口狭窄、堵塞，皮脂无法顺利排出，这也提醒我们敷面膜要注意时间，时间太长也会长痘。

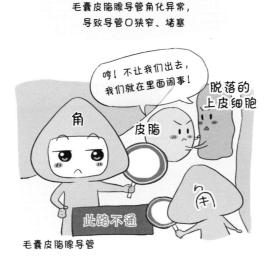

皮脂腺大量分泌　就是分泌的皮脂过多，这通常与雄激素有关。

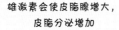

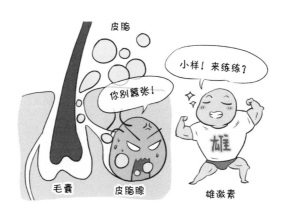

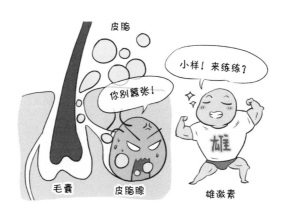

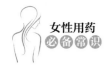

局部细菌增殖　比较常见的是痤疮丙酸杆菌。皮脂的堆积给痤疮丙酸杆菌的繁殖创造了良好的环境。

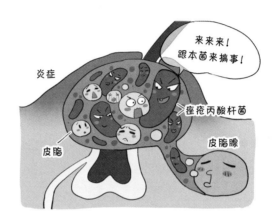

炎症反应　局部发生的免疫反应和炎症反应。

明白了痤疮的发病机制，我们才能有的放矢地进行治疗。

改善毛囊皮脂腺导管角化异常　外用维A酸（异维A酸、阿达帕林、他扎罗汀）、口服异维A酸、外用水杨酸、外用激素、外用果酸、取出粉刺等。

抑制皮脂腺分泌　外用维A酸、口服异维A酸、光动力治疗（PDT）、强脉冲光治疗（IPL）等。

抑制局部细菌增殖和抗炎　外用抗生素（过氧化苯甲酰、夫西地酸、克林霉素等）、口服抗生素（多西环素、米诺环素、红霉素、克林霉素、阿奇霉素等）。

降低性激素水平　短效避孕药（达英-35、优思明、优思悦等）、抗雄激素药物（螺内酯）等。

■ 简化版痤疮药物治疗方案

　　轻度： 外用维 A 酸。

　　轻中度： 外用维 A 酸 + 外用抗生素。

　　中重度： 外用维 A 酸或口服异维 A 酸 + 外用抗生素 + 口服抗生素。

　　注意： 激素水平异常者还需要加用针对激素的治疗药物，如口服避孕

药、抗雄激素药物等。

痤疮的药物治疗

　　这些关于痤疮药物的选择和使用，咱们掌握归掌握，上文已经说了，制订治疗方案，医生需要考虑到患者方方面面的情况，而这些是普通人无法做到的，所以具体用什么药、怎么用药，咱们还是要听医生的。曾经遇到很多年轻的姑娘在非正规的美容机构治疗痤疮，所用的药物让我们这些专业人士大为吃惊。如果不想让脸烂掉，建议大家还是乖乖去医院就诊，听医生的话，全世界医学精英总结出来的方案你不信，信那些非正规美容机构的，简直就是信邪了。

　　对于上面提到的一些药物，还有些事情想嘱咐大家。

　　外用维 A 酸类　从上面的方案不难看出，外用维 A 酸是用来应对痤疮的法宝，它的品种很多，阿达帕林、他扎罗汀目前更为常用。这类药在皮肤修复、消痘印、美白、抗炎、抑制皮脂分泌等方面都有效果，而且可以长期使用。常见的不良反应是皮肤刺激性，还可能让皮肤对光更加敏感。也正因如此，建议刚开始使用的前两周应该避免白天使用，而是在晚上涂抹一些乳液之后再用外用维 A 酸以减轻刺激。大家可以先在耳朵后面小面积试用一下外用维 A 酸，观察一天确定没发生严重的过敏反应后再逐渐大面积使用。刚开始大面积使用的时候，可能会有轻微的刺激症状，这是正常的，如果忍受

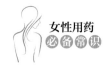

不了，可以洗掉。接下来就是慢慢延长外用维 A 酸的使用时间，通常我们的皮肤在 4～6 周就可以逐渐适应。

使用外用维 A 酸的时候，建议薄薄地涂一层即可，过厚涂抹不但不会增强药物疗效，还会增加药物的刺激性。我们要有足够的耐心，不要指望一两次大量用药就能解决皮肤问题，通常需要连续使用外用维 A 酸 1～2 个月，也就是 1～2 个皮肤新陈代谢周期才会起效。此外，水杨酸和壬二酸可以用于溶解粉刺，但效果可能不如外用维 A 酸。

外用抗生素　主要是克林霉素、夫西地酸或过氧化苯甲酰等，这类药物主要针对皮肤感染问题，涂抹于皮肤脓点处，也就是说哪里有脓点就涂抹在哪里。由于痤疮的疗程一般较长，长期使用抗生素容易产生耐药问题，所以临床上很少单独使用抗生素治疗痤疮，而是将其作为整体治疗方案的一部分。通常皮肤科医生的意见是洁面后先用外用抗生素，间隔几分钟后再用护肤品（涂抹药物后需要先把手洗干净再涂抹护肤品）。

联合用药的操作方法

如果需要使用两种外用药物，如联合使用外用抗生素和外用维 A 酸，可以参考以下方法。

早上： 洁面（清水或洁面产品）→过氧化苯甲酰（于红色丘疹处涂抹薄薄一层）→爽肤水→精华→乳液／面霜→防晒霜。

晚上： 洁面（洁面产品）→外用维 A 酸（于痤疮区域涂抹薄薄一层，使其充分吸收）→外用抗生素（于脓头或疼痛的痤疮部位点涂，使其充分吸收）→爽肤水→精华→乳液／面霜。

口服异维 A 酸　对于痤疮，这类药物很好用，但也有弊端，如可能影响胚胎发育，美国食品与药物管理局明确规定，服用这类药物以及停药后 1 个月内要严格避孕，国内药品说明书上的建议是避孕至少 3 个月。这类药物还有可能导致皮肤及口唇干燥，影响血脂代谢，早期可能引起血脂升高、脱发等。我们可以在口服药物 2 周后抽血检查血脂，如没有异常，后期再出现高脂血症的概率就比较低了。如果用药后不良反应较重，需要及时和医生沟通以更换治疗方案。对于 12 岁以下的儿童，这类药物的有效性和安全性还不明确，所以不建议使用；由于这类药物可能影响骨骺闭合时间，进而影响成年后身高，故 17 岁以下人群不建议使用（如情况特殊，则需要在医生谨慎评估后使用）。

口服抗生素　中重度痤疮或者外用药物治疗效果不佳的脓疱性痤疮通常需要在外用药物的基础上增加口服抗生素。最常用的是多西环素和米诺环素，考虑到抗生素的耐药问题，所以仅在必要时才采用口服抗生素治疗，而且要避免单用抗生素，联合用药也应该尽量避免抗生素的长期使用。如果患者对以上两种抗生素存在禁忌，可以用红霉素或者阿奇霉素替代，但这两种药物耐药的风险会更高，使用时需要更加谨慎。

性激素类药物　如果患者需要使用这类药物，同样需要注意是否存在用药的禁忌证。这类药物起效慢，可能在治疗第 3 个周期甚至更久才会有明显效果，因此在临床上通常与其他药物联合使用。

战"痘"是场持久战，如果没有明显不适，通常一种治疗方案需要持续 2～3 个月才能判断效果如何。采用国际公认的标准治疗方案，痤疮的疗程是 20 周，也就是 5 个月，所以维持治疗非常重要，切不可皮肤情况稍见好转就擅自停药。停药后很多人的痤疮会在 3～6 个月复发，所以即便治疗成功了，还有注意预防复发。

总之，一旦出现皮肤问题，我们应该尽早治疗，治疗得越及时，恢复得才越快、越好。皮肤问题越拖延，治疗的持续时间就会越长，而一旦严重到形成瘢痕，就只能通过医疗美容手段改善，很难完全恢复到最初状态。

对于痤疮来说，咱们无法改变自身的遗传因素和皮肤类型，但在生活方式上多注意一些，还是可以在一定程度上减轻或者尽量避免痤疮的发生。

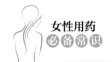
美颜的秘密

1. 保持良好的生活习惯，早睡早起，坚持运动。

2. 保持好心情，工作压力较大的情况下痤疮的风险会增加。

3. 均衡饮食，摄入充足的水果、蔬菜和鱼类；减少甜食、高热量食物的摄入；控制浓茶、咖啡的摄入量。

4. 吸烟会使痤疮的风险增加，为了健康和美丽，请你戒烟。

5. 做好面部清洁，但是不要过度清洁。

6. 选择适合自身肤质、由正规厂家生产的安全可靠的护肤品。

7. 日常生活中注意防晒。

8. 毛巾和枕巾需要经常清洗、晾晒。

9. 尽量避免自行处理痤疮（如用手挤或者用针挑破），以免留下瘢痕。

最后，再帮大家画一下重点：长了痤疮，一定要去正规的医疗机构就诊，只有正规医疗机构中的医生才不会"头痛医头，脚痛医脚"。有些痤疮的发生是女性朋友的内分泌系统出现了问题，如多囊卵巢综合征，此时治疗基础疾病可比治疗痤疮更重要。到了医院，大家就要相信医生，听医生的，在生活中要注重细节，多点儿耐心，你的皮肤一定会越来越好。

写完这篇文章，我家老大跑了过来。他这几天不知道吃了什么东西过敏了，脸上起了一些小疙瘩，所以在听线上课程的时候全程拒绝打开摄像头，显然已经到了爱美的年纪。眼看着老大没几年就要到青春期了，他爸爸当初青春痘可是很严重，我为什么会知道？因为我们15岁就认识了，而我几乎一个痘痘都没长过，小伙子可能有一半的概率会中招，也不知道他能不能躲得过。

忽然想到了一个陈年脑筋急转弯儿，于是按住正蹦跶的老大问：儿子，你说青春痘长在哪里不让人担心？

你猜他怎么回答？

老大果然十分没有新意地告诉我："长在脚后跟儿不让人担心。"

儿啊，娘就没听说过青春痘有长在脚后跟儿的……

痛经

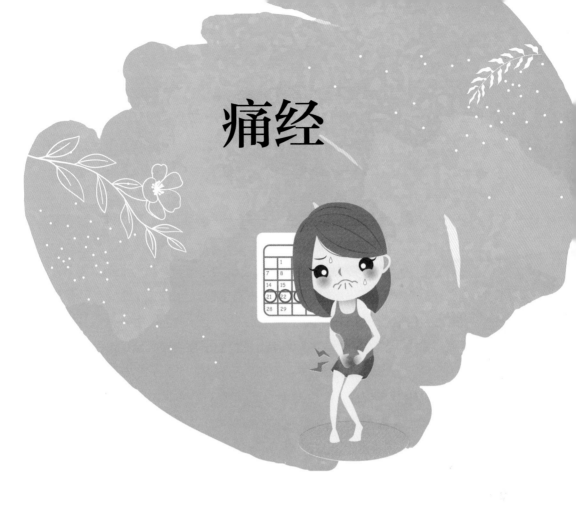

    西悉尼大学的学者曾经做过一项关于痛经的调查研究，发现全世界大概有 71% 的 25 岁以下女性饱受痛经的困扰，其中有 1/5 因为痛经而缺课，超过 40% 因为痛经而影响课堂表现和注意力。

    也许你会对以上数字产生怀疑，产生类似"我就没有过痛经，每次'大姨妈'来了和没来一样，身体和生活丝毫不受影响"的想法。如果是这样，那么真的要恭喜你，因为你属于那差不多 1/3 的幸运儿。你可能还会说："痛经确实存在，但比例绝对没有那么高，我就没发现周围有那么多痛经的人"。话是没错，可谁会把痛经这件事整天挂在嘴边呢，尤其是在我们这个素来含蓄的国家。

    今天为了说清楚痛经的问题，我豁出去了，分享一下自己的痛经经历，毕竟作为一个资深痛经经历者，在痛经问题上还是很有发言权的。从青春期开始，我差不多一直被痛经折磨着，如果碰巧看书的你是我的初中或者高中

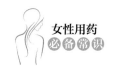
同学，那么你一定认为我是个挺爱睡觉的女同学，因为下课的时候我除了去卫生间，其他时候基本就在桌子上趴着，当然上课的时候可能也会趴一会儿，有时候中午连午饭都不吃，一直趴在桌子上睡觉。这种情况每个月都会出现，除了爱睡觉，还不愿意搭理任何人。没错，我那个时候其实正在忍受痛经的折磨。

痛经的时候，我甚至会怀疑人生，一遍一遍地问自己：我是谁？我在哪儿？我为什么要遭这样的罪？

天知道单单一个痛经对那时的我造成了多大的影响，然而我还不是最惨的，我身边的女同学有些痛经严重到要去看急诊。当时的我选择了默默忍受，如果上天再给我一次重来的机会，我会毫不犹豫地选择止痛药。

后来，我终于从《妇产科学》课本上了解到子宫内膜异位症是引起原发性痛经的最常见原因。据估计，每十位育龄期女性（15～49岁）中就会有一位患有子宫内膜异位症，全世界大约有 17 000 万子宫内膜异位症患者，她们中的大部分人延误诊断和治疗的时间长达 7～12 年，我自己就是一个很典型的例子，从初中熬到大三，少说也有七八年了。

子宫内膜异位症是一种常见的妇科疾病，发病率超过 10%。正常情况下，子宫内膜只出现在子宫腔内，女性每次来月经，子宫内膜就会脱落，然后再生长、再脱落，如此循环直到绝经。所谓的子宫内膜异位症，从字面上不难理解，就是子宫内膜出现在不该出现的地方，如出现在腹膜上、卵巢上、子宫肌层、子宫直肠窝，甚至出现在直肠、膀胱或肺部，还有极小的概率会出现在鼻腔里。你没看错，之前我就接触过一位患者，每次来"大姨妈"都会流鼻血。她本来以为流鼻血是因为"上火"，但自己琢磨着也不能那么准每次来"大姨妈"都上火吧？于是她就去医院就诊，居然查出鼻腔里存在着子宫内膜。子宫内膜不论长在哪儿，都会随着月经周期的变化而脱落、出血。如果子宫内膜出现在肺部，那么这位女性在月经期可能出现咳血；如果子宫内膜出现在子宫肌层，则可能导致子宫腺肌症或者子宫肌瘤等；如果子宫内膜出现在卵巢，久而久之就会形成巧克力囊肿，因为此处的子宫内膜总是反复出血又无法排出，慢慢就变成了类似巧克力样的物质。

对于痛经，通常有三种治疗方法，即口服止痛药治疗、激素治疗和手术治疗。

口服止痛药治疗

首先，确定痛经是否是原发性。引发痛经的原因很多，我们能够感受到疼痛，但究竟是肚子里哪个部位疼痛，疼痛的原因又是什么呢？要明确这些，就需要先去医院找医生进行检查。如果医生经过检查，确诊为原发性痛经，我们就可以回家乖乖吃药了；如果是由于炎症、肿瘤等其他因素导致的痛经，则需要对症治疗。

其次，确定是否存在用药禁忌证。比如我们既往是否对这类药物过敏；是否存在哮喘等情况。存在消化道溃疡或有消化道溃疡史的女性在服用这类药物的时候需要特别谨慎。总之，用不用药、用什么药，咱们还是听医生的。

明确了上述两个问题之后，我们可以选择非甾体抗炎药，也就是通常所说的止痛药，如布洛芬或者萘普生等。月经期，子宫内膜细胞破碎之后会释放前列腺素，前列腺素可以引起子宫收缩、血管痉挛，造成子宫缺血、缺氧，进而引发疼痛。身体其他部位的疼痛也和前列腺素的释放有关，也就是说前列腺素是让我们感受到疼痛的根源。非甾体抗炎药的作用机制就是抑制前列腺素的合成。所以对于经常痛经的女性，可以在"大姨妈"即将要来或者刚来的时候就用上这类药物，预防和缓解疼痛的发生。如果每次"大姨妈"只是头两天比较痛的话，那就只在头两天服药。止痛药是按需使用的，没有疗程限制，也没有成瘾性，可以随时停药。

这类药物通常属于非处方药，在药店里就可以买到。买的时候注意不要选择复方制剂，要买单独成分的药物，如市面上会有一些甲硝唑布洛芬片，里面含有甲硝唑和布洛芬两种成分，一般在拔牙后服用以预防炎症及止痛，不适合用于缓解痛经。我们可以选择缓释剂型，持续止痛的时间会更长一些，以免频繁服药。

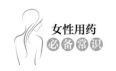
激素治疗

如果存在禁忌证而无法服用止痛药，或者单独依靠止痛药已经无法使疼痛得到改善，那么就可以考虑采用激素治疗。既然痛经是由于月经期间异位的子宫内膜所致，那么就可以通过使子宫内膜萎缩或者缩短月经周期来解决。短效避孕药、左炔诺孕酮宫内节育器（曼月乐）、埋植避孕棒等都可以不同程度地解决这个问题，因为它们的成分里都含有孕激素。除此之外，还可以注射促性腺激素释放激素（GnRH-a），如达菲林、诺雷德等。也可以口服孕激素或者雄激素抑制剂。对于激素疗法的选择，还是那句话——一切听医生的。

2019 年 5 月，一种新型孕激素类药物——地诺孕素，在我国正式上市，让一众妇科医生为之振奋。原因就是地诺孕素不但可以长期服用，而且不良反应风险更低。相对于其他类型的孕激素，地诺孕素具有抗雄性化作用，引起痤疮和体重增加等副作用的风险更低；相对于 GnRH-a，地诺孕素引发骨质流失的风险更低，更年期症状也更轻微。总的来说，地诺孕素是一种安全、有效的药物，在很多国家的指南中都将其作为子宫内膜异位症的一线治疗药物。

地诺孕素属于孕激素类药物，服用时会面临不规则出血的风险，这个大家心里要有预期，但是随着服药时间的延长，这种不规则出血的情况会慢慢好转。有一些女性服用地诺孕素后会出现月经消失，这种情况只是暂时的，无须过分担心，如果想要恢复月经，只需要停药即可。没有月经并不会让我们衰老得更快，也不会出现"无法排出毒素"的情况，这些说法都是没有科学依据的。到底是月经更重要，还是告别疼痛、好好享受生活更重要，相信大家心里都有数。

手术治疗

对于药物治疗无效的痛经，医生在综合评估原发病灶大小、范围、病情严重程度以及患者是否有生育要求等因素的基础上，可考虑手术治疗。手术治疗主要以切除病灶为主，必要的时候也会考虑根治手术，如切除子宫或者连带双侧卵巢一并切除。

上面说了，子宫缺血、缺氧会引发疼痛，也就是俗称的"不通则痛"，那咱就想办法让它尽量"通"起来呗。除了以上的医学手段，我再和大家聊聊生活中缓解痛经的小窍门，有女朋友的小伙子们，快点儿拿出小本子做记录，关键时刻用上我说的方法可是会让女朋友给你加分的！

保持运动

保持运动是改善痛经的方法之一，因为运动可以改善血液循环，降低缺血、缺氧的可能性，从而缓解疼痛。这几年，我的痛经的确缓解了很多，至少不会对生活和工作造成很大的影响，这得益于我每天练习瑜伽。瑜伽是一项非常适合女性的运动，既能舒展紧绷的肌肉，也有一定的力量训练，而且整个运动过程不剧烈，心脏负担不重。我身边的女性朋友也和我说，自从规律运动之后，月经期就基本告别了止痛药。

热敷

热敷也能促进血液循环，暂时缓解疼痛，用过的妹子都说好。上学那阵子，每当"大姨妈"快来了，我妈都如临大敌，一边鼓励我"坚强点儿"，一边给我灌热水袋。那个年代还没有暖宝宝、电热宝，在北方寒冷的冬天遭遇月经的那些日子，老妈的热水袋是我精神上和身体上的最大安慰。

月经期肚子痛就是痛经吗

在医学的字典里就没有"肯定"二字。如果感觉到此次痛经和以往不太

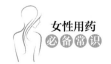
一样，千万不要大意，一定要及时就医。女性在月经期发生阑尾炎、盆腔炎的情况虽然不常见，但也不能忽视。

你能确定你的"月经"就是月经吗

在妇产医院进修查房的时候，我就遇到过这样一个女孩儿，她生得白白净净，看着就让人怜惜。后来我才知道那种白并不是正常的白，而是失血过多后因贫血导致的苍白。之前，姑娘流血、肚子痛，像极了痛经，于是就没当回事儿。后来血越流越多，肚子越来越痛，她这才去了医院。医生问她最近是否有过性生活，姑娘矢口否认，脑袋摇得像个拨浪鼓。碰巧那位医生已经工作了一段时间，于是多留了一些心眼，立即决定让姑娘去做个超声。结果不出医生所料，是宫外孕，好在来得及时，没有造成生命危险，但是姑娘还是被切掉了一侧的输卵管。虽说只要另外一侧输卵管不出问题，那姑娘今后还是可以生育，可受孕的概率依旧会有所下降。当然，我们凡事要往好的方面想，如果姑娘再晚几天去医院，一旦宫外孕发生破裂，别说输卵管，命保不保得住都两说。姑娘们，可得长点儿心啊……

我从来月经开始，就被老妈反复灌输"坚强点儿，以后生了孩子就好了"，我不止生了一个，我生了两个；我以前喝过无数杯红糖水、生姜水，还将类似"神功元气袋"的东西系在肚子上，在卫生间方便的时候会让整个女厕所都弥漫着一股子中药味儿……可该痛还是痛！

要说缓解痛经最简单粗暴的方法，就是男朋友（老公）端过来的热水＋止痛药。

命运就是很爱捉弄人，我有时候想，如果当初我就能了解痛经的原因，如果能尽早使用药物缓解疼痛，说不定我可以考上更好的大学，成为更好的自己。当然，那样也许就没有机会写这本书了，对我来说同样是一种遗憾，所以这就是所谓的"一切都是最好的安排"吧。

药物流产

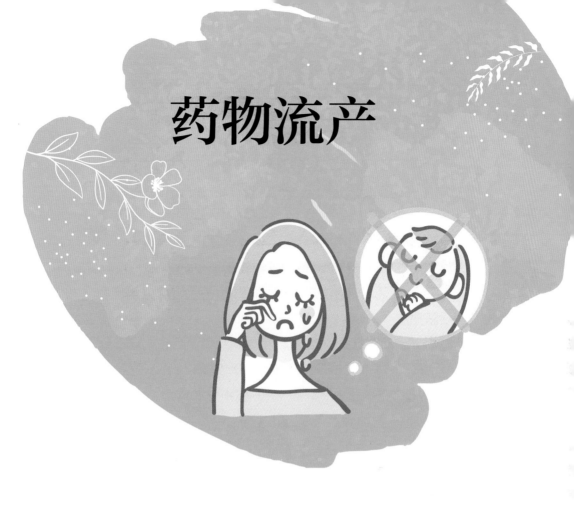

在《2016 年中国卫生统计年鉴》上，中国在 2014 年和 2015 年的人工流产数量均为 900 多万，其中低龄和没生育过的女性占大多数。在有过流产经历的女性中，45% 的重复流产时间间隔仅为 0.5～1.5 年；13.5% 的女性流产次数超过 3 次；人工流产手术中，25 岁以下女性所占比例为 47.5%，这些女性中，从未生育者所占比例为 49.7%。如果你是其中的一分子，相信这些冰冷的数字对你来说一定有特殊的意义。

意外怀孕需要人工流产，很多人会纠结到底是选择手术流产还是药物流产。那么我先帮大家对比一下这两种流产方式的不同点。

手术流产和药物流产的比较

对比项	手术流产	药物流产
适合时间	停经 10 周以内（负压吸宫术）停经 10～14 周（钳刮术）	停经 49 天以内（相关指南已将此时间延长到 16 周）

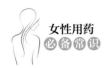
对比项	手术流产	药物流产
适合年龄	无年龄限制	18 ~ 40 岁
成功率	98% ~ 99%	92% ~ 98%
并发症	出血、宫颈撕裂、子宫穿孔等	出血、感染等
禁用/慎用情况	子宫、生殖道畸形，瘢痕子宫等	详见下文

从上表可以看出，就并发症而言，两种流产方式的发生率都不高。有些人会认为手术流产因为要"刮宫"，所以对身体的损伤也会更大，而药物流产吃药就可以了，因此对身体并没有什么损伤。其实并不是这样的，如手术流产术后早期次要并发症（感染、撕裂和不全流产）的发生率为 1% ~ 5%，而主要并发症的发生率为 0.1% ~ 2%；药物流产的并发症发生率和手术流产差不多，但是对于比较罕见的威胁生命安全的感染并发症，一些研究显示药物流产的发生率高于手术流产。手术流产的成功率为 98% ~ 99%，并发症发生率为 3%，药物流产的成功率为 92% ~ 98%，也就是说有另外 2% ~ 8% 的女性需要遭"二茬罪"，还要再做一次手术流产。

通常，药物流产可以用于 40 岁以下、停经 7 周（49 天）内的女性。如果妊娠超过 7 周，较大的孕囊会让药物流产的失败率上升，大出血的风险也随之增加。但是国内目前也有指南把药物流产的适应时间延长到停经 16 周。如果检查合格，妊娠 ≥ 10 周的女性必须要住院才能进行药物流产；妊娠 ≤ 9 周的女性原则上也要住院，但也可以酌情在门诊观察下行药物流产。手术流产适合停经 14 周以内的女性。

如果妊娠超过 14 周，那在医学上就不叫流产而叫引产了，和停经 14 周以内的手术流产的用药方式不同，引产通常需要在女性宫腔内注射药物诱发子宫收缩，进而结束妊娠，这个过程和生孩子差不多。

当初我在计划生育病房轮转的时候，一个 14 岁的小姑娘给我留下了极其深刻的印象。小姑娘怀孕后自己并不知道，或者知道了也不敢告诉家长，等到怀孕 3 个月已经瞒不住了才被家长发现。来到医院之后，家长通过检测 DNA 为后续的司法流程留下证据，又耽搁了一段时间。由于小姑娘还小，不能使用药物流产，时间上又错过了钳刮术，只能生生地来了一场引产。引产时我死活没敢过去，我也是有女儿的人，那场面看过一次，估计余生想起都会心痛。直到小姑娘出院之前，我才敢再踏入那个病房。小姑娘头上戴着有两个小鹿角的发卡，正拿着手机开心地玩儿自拍呢，仿佛一切都没有发生过，但一切又不可能没有发生过。我长出了一口气，真的还是个孩子……

意外怀孕了，不管是手术流产还是药物流产，我们首先要做的是去正规医疗机构。在医院工作，我真的遇到了太多太多在黑诊所接受人工流产突发意外最后不得不来到医院二次治疗的女性。这些伤害大多是不可逆的，而且是完全可以避免的。

先不说手术，估计很多女性会认为药物流产就是吃点儿药，然后静静地等着胚胎流出来……事实上，药物流产复杂着呢。我们先来了解一下药物流产的禁忌证。

药物流产的禁忌证

1. 患有肾上腺疾病、糖尿病等内分泌疾病；肝肾功能异常。

2. 患有血液系统疾病和有血栓栓塞病史。

3. 贫血（血常规中血红蛋白 < 80g/L）。血红蛋白含量为 80~90g/L 需住院行药物流产。

4. 患有心脏病、高血压（收缩压 > 130mmHg 和 / 或舒张压 > 90mmHg）、低血压（收缩压 < 90mmHg 和 / 或舒张压 < 60mmHg）、青光眼、哮喘、癫痫、严重胃肠功能紊乱。

5. 性传播疾病或未经治疗的外阴、阴道等生殖道炎症。

6. 胎盘位置异常。

7. 带有宫内节育器合并妊娠。

8. 宫外孕。

9. 过敏体质，有严重的药物过敏史。

10. 每天吸烟超过 15 支或酒精成瘾。

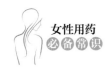

此外，如果该女性长期服用某些药物，如利福平、异烟肼、抗癫痫药、抗抑郁药、西咪替丁、前列腺素合成抑制剂（阿司匹林、吲哚美辛等）、巴比妥类药物等，也不适合药物流产。另外，如果居住地距离医院特别远，不能及时去医院随诊或者复查，也不适合药物流产。

药物流产使用的药物目前主要有两种，即米非司酮和米索前列醇。一般整个用药过程是 3 天。前两天用的是米非司酮，主要作用是阻断孕激素的活性，孕激素负责维持子宫内膜的健康形态，也可以改善胚胎的血液供应，孕激素变少甚至没有了，内膜和胚胎会坏死并且开始部分脱落。这段时间我们要注意观察并记录阴道开始流血的时间、大概的出血量，以及排出物，可以用手机拍照后给医生作为参考。米非司酮需要空腹服用，服药前后 1~2 小时最好禁食，以免影响药物吸收，而且务必按照医生交代的用量和方法服用，不要漏服。不同医疗机构的计划生育门诊针对药物的服用方法和频次略有差别，目前国内对于服用方法也没有统一标准，但整体相差不大。为了避免一些女性朋友自行服药的情况，这里就不写具体的服用方法了。

第 3 天开始服用米索前列醇（通常需要去医院服用），米索前列醇主要作用是引起子宫收缩，促使那些坏死脱落的胚胎彻底排出。由于内膜脱落、子宫收缩，女性会感觉肚子很痛，有过痛经经验的姑娘会对这种感觉比较熟悉，药物流产引发的疼痛通常比痛经引发的疼痛更猛烈一些。除了口服米索前列醇，有些医院还会开具塞入阴道的药片，国外还会开具颊黏膜片，就是含在牙齿和脸颊部黏膜处的一种剂型，可以减轻胃肠道不良反应。不管医生开具的是哪种药物，使用后都要注意观察体温、血压、脉搏变化以及是否有头晕、腹痛、手心瘙痒、药物过敏等情况。如果是口服药物，还要关注有无恶心、呕吐、腹泻等。与此同时，依然要密切注意出血和阴道排出物的情况，如果是在家中观察，一旦出现任何让你心里没底的症状，需要第一时间去医院就医，必要的时候可以去急诊。正常情况下，最后一次使用米索前列醇 24 小时内会排出妊娠物。在排出之后、月经恢复之前都需要禁止性生活。用药后两周要去医院复查，医生通常会建议女性朋友做个超声检查以确定妊娠物是否彻底排出。

不管采用哪种方式流产，流产后通常建议服用口服避孕药，在没有禁忌证的前提下，可以在医生的指导下服用短效避孕药，没有怀孕计划的女性可以考虑长期服用，也可以选择其他长效避孕方式。

绝大多数避孕药物和其他避孕措施并不会影响女性之后的怀孕计划，一般停药后恢复月经就可以准备怀孕了，反倒是频繁进行人工流产会对生育产生特别大的影响。除了避孕之外，避孕药物中的雌激素对子宫内膜的恢复还有一定的促进作用，孕激素可以增加宫颈黏液的黏度，减少细菌感染的风险。

流产的危害有多大

其实不论手术流产还是药物流产，只要过程顺利，都不会对健康产生特别严重的危害，对这件事女性朋友也不用过于焦虑，大多数女性在正规医疗机构进行人工流产后仍然可以正常生育。但对避孕这件事咱们还是要重视起来，因为谁也不能百分之百保证人工流产不会发生像子宫穿孔、盆腔感染、宫腔粘连这样的并发症，而且我也的确遇到过有的人只做过一次人工流产，这辈子就失去了当妈妈的机会。为了自己，做好避孕吧。要说流产的原因千千万，每个人都有自己的难处，那种通过某种手段提前得知孩子的性别，是女孩儿就做掉，是男孩儿就留着，这简直是人性最大的悲哀。如果家里没有皇位要继承，那便实在想不出更合理的解释了。

世界之大，无奇不有。近年来随着微商的发展，有人居然在药物流产这块儿打起了赚钱的主意。不但在网上可以买到用于流产的药物，更有所谓的"专业人士"进行线上指导。如果看了上面这些内容，还有谁敢放心地把自己的健康甚至生命交给那些人吗？生命和健康是宝贵的，不要因为一时的大意酿成大错。专业的事儿还是要交给专业的人去办。

当年在医院各个科室轮转期间，让我印象最为深刻的科室有两个——生殖内分泌科和计划生育科。这两个词儿有点儿专业，说得通俗一点儿，很多人是由于怀孕困难而来生殖内分泌科就诊的，而大多数人来计划生育科则是为了做人工流产。两个科室上下楼，但却是人间两种完全不同的境遇。一个

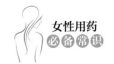
想要孩子怎么要也要不上，一个有了孩子却想方设法要流掉，真是"旱的旱死，涝的涝死"。后来仔细想想，貌似截然不同的两个科室，其中也许有着千丝万缕的联系。

我记得计划生育科曾经住过一个 23 岁的姑娘，年龄不大，病史上赫然标注"6 次人工流产史"。查房时医生苦口婆心劝道："你的内膜已经很薄了，再这样下去，别说以后要孩子，子宫也有保不住的风险。"可姑娘脸上却是明显不以为然："每次你们都这么说，可我不是每次都还能怀上？"在场的医生、护士瞬间无语并暗自摇头。

在生殖内分泌科也常常会遇到这样的患者，夫妻年轻的时候一心奔事业，不打算要孩子，怀上了就去流掉。等年纪大了，事业有成，再回过头来想要一个孩子，却怎么也怀不上。女方检查出很多问题，如宫腔粘连、输卵管不通等，甚至有的因为长期内分泌失调导致排卵障碍，他们这才开始追悔莫及。大家千万不要以为做试管婴儿很简单，在试管里培养个"种子"移植到子宫里就可以舒舒服服地做妈妈了。整个过程中付出的时间、金钱，以及身体上、心理上承受的折磨远比大家想象得更大，打针、取卵、培养、移植……每一步都是煎熬。就算移植成功，还可能面临着比普通妈妈更多的挑战，如卵巢过度刺激综合征等。

还有情况更糟的，不符合移植条件。也就是说，女性的身体不符合受孕条件，差不多意味着在生孩子这件事上被宣判了"死刑"。她们哭得伤心欲绝，嘴里还念叨着："为什么这么多事情都需要女人来承担，这太不公平了……"，每到这个时候，我的眼角也会湿润起来，是呀，凭什么都要女人来承担？作为女人，我们要为自己负责。

从那之后，凡是遇到咨询我用药问题的年轻姑娘，我都会见缝插针地去科普一件事情，没错，就是避孕！掌握了正确的避孕知识，可以让姑娘们免于流产，免于很多妇科疾病，甚至免于不孕，这些是每个育龄期女性都应该掌握的最重要的知识。

避孕药和常见避孕方式

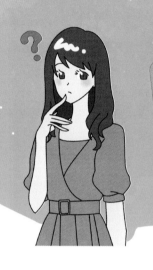

　　先简单说说正常受孕是怎样一个过程。性生活之后，精子犹如千军万马奔赴战场，最终通常只有一个"胜利者"可以到达卵子所在地与之成功结合。这中间需要穿过宫颈，越过子宫，然后到达输卵管处和卵子会合，它们结合之后，再回到子宫里面找个温暖又合适的地方"安家落户"，医学上叫作着床。看我轻描淡写的几句，貌似这事儿很简单，实际上这里面充满了激烈的竞争，惊心动魄又历尽艰辛，这中间不论哪一个环节出现问题，都无法"修成正果"。避孕药正是在这些关键环节上设置阻碍，达到避孕的目的。

　　讲避孕药之前，先给大家分享一个指数，它有一个很好听的名字，叫作珀尔指数，也叫珍珠指数，它代表着使用不同避孕方法避孕后 1 年内的失败率，也就是 100 位使用该方法避孕的女性在 1 年中怀孕的平均人数。它的数值越小，说明方法越可靠。下面就是我整理的常见避孕方式的优缺点以及珀尔指数（如果不避孕，那么珀尔指数为 85），当然优缺点其实和主观感受相

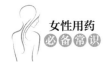
关，大家可以仁者见仁。

常见避孕方式对比

避孕方式	优点	缺点	珀尔指数
男性绝育	一劳永逸	有创伤,不易恢复生育能力	0.1
女性绝育	一劳永逸	有创伤,不易恢复生育能力	0.1
含药宫内节育器(如左炔诺孕酮宫内节育器)	有效期 5 年,可恢复生育	不规则出血、节育器脱落等	0.5
含铜宫内节育器	有效期长,通常为 10 年	月经过多、感染、节育器脱落等	0.6
短效避孕药	避孕的同时可以治疗多种妇科疾病	需要每天服用,容易忘,存在药物不良反应	0.3
体外射精	经济、方便、无不良反应	对男性自制力要求较高	4
安全期避孕	经济、方便、无不良反应	月经周期不规律者易失败	5
男用避孕套	方便、可预防性传播疾病	可能影响性生活的舒适度	2

从表中不难看出，除了绝育之外，药物避孕的成功率最高。珀尔指数是用来评估长期避孕效果的参考指标，这里涉及的避孕药有两种，长效的宫内药物缓释释放系统（即含药宫内节育器）和短效避孕药，但其实除了长效和短效避孕药之外，还有一种亡羊补牢的药物也很重要，那就是紧急避孕药。因为珀尔指数评估的是一年的避孕效果，所以紧急避孕药并不在其列。

避孕药这件事，往往给人一种很复杂的感觉。但是只要捋清楚了来龙去脉，你就会恍然大悟，原来是这么回事儿啊，而且一旦弄明白了，一辈子都不会忘。上学的时候，学到激素，最开始我也是云山雾绕的，但是架不住自己身体总是出现问题，今天月经不调，明天痛经。后来发了发狠，静下心来结合自己的实际情况再看，立马就明白了。从难度系数来讲，我认为了解避孕药比了解那些复杂的护肤和化妆程序简单多了，和辅导孩子写作业相比，那更不是一个重量级的。现在，我要带你走进避孕药的世界，你准备好了吗？

　　说到避孕药，不得不说的就是激素。女性一生都被激素左右，雌激素和孕激素是女性体内两种非常重要的性激素。可别小看这两种激素，它们可以左右我们的情绪、睡眠，甚至身体状态。避孕药所涉及的成分也主要关乎这两种激素。

　　雌激素和孕激素可以共同抑制排卵，让子宫内膜更加稳定，孕激素还可以使宫颈黏液变得更加稠厚，以此来阻止精子的通过，孕激素同时也能改变子宫内膜的形态和功能，进而阻止受精卵着床。总之，是从各个环节来阻止受孕。要么从源头阻止，让精子无法通过宫颈；要么从中间环节阻止，让卵子排不出来，只剩精子一个自然无法兴风作浪；要么从最后的环节入手，让已经形成的受精卵无法着床，很多时候还会三管齐下共同作战。要说最后环节，真正意义上的最后环节其实是人工流产，而我们使用避孕药的目的就是争取不走到这一步，人工流产这件事，谁做过谁知道，谁遭罪谁知道。

　　事情通常分轻重缓急，避孕药这件事咱们也要先从最紧急的情况说起。

紧急避孕药

　　常用的紧急避孕药有两种，即左炔诺孕酮和米非司酮。因为涉及避孕的成分大多和激素有关，不是很好理解，药物的名字更是拗口，但对于女性来说，没有什么比自己的健康更重要的事儿了，所以咱们咬咬牙，坚持看下去就一定会有收获。

　　紧急避孕药通常用于性生活后避孕失败的情况，如避孕套滑落或者压根儿没来得及做任何保护措施等。顺便给大家说一下，千万不要盲目相信安全期避孕，毕竟"人命关天"，不能抱有一丝侥幸心理。相信很多人听过一个被口口相传的秘诀——"前七后八"，也就是说月经开始的前七天和月经结束的后八天都是安全的，不需要采取任何避孕措施。可是你知道吗，去做人工流产的人里十之七八就是被这句话给坑了。排卵本身就不是一件很精确的事儿，会受到很多干扰因素的影响而提前或者推迟，尤其是对于月经周期本

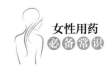
身就不准确的姐妹而言。另外，有些精子在女性体内的存活时间超乎想象，保不准它就躲在某个角落耐心等待与卵子的相遇呢，如果这么美丽的邂逅最终仍然注定是场分别的话，那就太可惜了。

左炔诺孕酮类药物的商品名中有个"毓"字，代表含有孕激素成分，前面说到了，孕激素可以起到抑制排卵的作用。已经排卵的妹子也不用担心，除了抑制排卵，孕激素还可以使宫颈的黏液变得更加黏稠，进而阻止精子通过，还可以改变输卵管对精子或者卵子的输送，总之就是在各个环节严防死守。值得一提的是，左炔诺孕酮以及其他紧急避孕药并不会阻止受精卵着床，所以这类药物在排卵期之前使用通常避孕效果比较好，而且是事后越早使用效果越好，如果已经形成了受精卵，效果就会大打折扣。

原则上避孕失败，性生活后的 72 小时以内服用紧急避孕药都有效，但越早服用，避孕的成功率越高。这类药物是夜间药房的常备药，而且是非处方药，购买起来还挺方便的。

凡是药物，都会有发生不良反应的风险，这种含有激素的药物更是如此，如在吃药的那个月月经可能会提前或者延后，但稍后的月经大多会恢复正常。也有一些敏感的妹子可能会有轻度的恶心、呕吐、乳房胀痛、头痛、眩晕，或者疲劳等。大多症状很轻，在可以耐受的范围内，不需要特殊处理。如果症状较难忍受，拿不准的情况下需要就医。印象中自己一共服用过两次紧急避孕药，第一次服用后没什么反应，但是当月的月经的确提前了几天。第二次服用是几年后了，服药后的两天觉得有点儿疲惫，但也不排除是其他因素导致的，但是月经并没有受到影响。我也曾回访过一些服用过左炔诺孕酮的人，大家的反馈不一，可见个体差异还是很大的，但总的来说还在可以接受的范围内。相比于人工流产的痛苦，这点儿不良反应真的是可以忽略了。

对于月经周期的影响和服药的时间也有关系，如果是在月经周期的前段服用药物，下一次月经可能会提前；如果是在月经周期的后段服用药物，下次月经则有可能延后。

关于左炔诺孕酮的使用，我国的药品说明书中会标注 40 岁以上禁用，但美国的指南没有提到相关的限制。之所以限制年龄，是因为年龄越大，心血管疾病的风险越高，而孕激素本身有诱发心血管疾病的风险，所以超过40 岁的女性更需要注意做好避孕措施。除了年龄之外，国内的药品说明书还包括其他禁忌证，如乳腺癌、生殖器癌症、肝脏疾病、心血管疾病、精神疾病等。

关于禁忌证，国际上的学术组织没少和说明书唱反调。紧急避孕国际协作组认为，紧急避孕药可安全适用于任何情况下的女性。它们认为，那些公认的常规口服避孕药的禁忌证其实统统不是事儿，如低龄、肥胖、个人或家族静脉血栓疾病史、既往或目前患有乳腺癌、既往异位妊娠史、哺乳期、偏头痛、心血管疾病、肝脏疾病、糖尿病、高血压、本次月经周期内曾服用过紧急避孕药等，这些情况都可以正常使用紧急避孕药。我比较倾向于这种有理有据的方式，而不是药品说明书中一竿子打死的说法。那些因为禁忌证而惧怕服药的人，她们进行人工流产的伤害其实更大。当然，如果一早就做好避孕措施，后面的麻烦事儿就都可以省掉了。

要说真正的禁忌证，就是已经确定怀孕的情况是不建议服用紧急避孕药的。这个禁忌证听上去有点儿多余，谁怀孕了会去吃这种东西？如果用了紧急避孕药失败了，发现怀孕了，不用担心这个药物的影响，如果打算要这个孩子，尽管放心生下来。

短期内多次使用左炔诺孕酮用于紧急避孕是可以的，而且有研究显示不会增加不良反应的风险。但是姑娘们千万别图省事儿就拿这个东西当作家常便饭。毕竟是激素类药物，如果有频繁避孕的需要，还是应该研究一下其他可以常规使用的药物，千万别嫌麻烦，一切都是浮云，只有身体最重要。

另外一种紧急避孕药是米非司酮，之前提到左炔诺孕酮是作为孕激素发挥避孕作用的，而米非司酮则可以调节孕激素受体，同时可以抑制排卵。

米非司酮也可以用于药物流产，但是用于紧急避孕和药物流产的服用剂量有很大差别。药品说明书中建议紧急避孕时服用剂量是 10 ~ 25mg，同时需要服药后禁食 1 ~ 2 小时。但国外也有研究显示，25 ~ 50mg 会比10 ~ 25mg 更有效。药物流产时用到的剂量则是紧急避孕剂量的好多倍，所以使用之前一定要仔细阅读药品说明书，拿不准的情况下要多咨询专业人士。米非司酮相比于左炔诺孕酮，避孕有效率要高一些，恶心、呕吐等不良

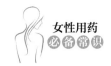
反应的发生率要低一些。但是相比于左炔诺孕酮，米非司酮属于处方药，药店通常买不到，去医院开的话略显麻烦，并不常用。通常情况下，紧急避孕药目前还是推荐首选左炔诺孕酮。如果有左炔诺孕酮的使用禁忌，为了规避风险，可以考虑选择米非司酮。米非司酮作为紧急避孕药只在少数几个国家被批准使用，如中国、越南和俄罗斯等。

有研究显示，服用过紧急避孕药的女性和不采取补救措施的女性相比，总体宫外孕发生风险是差不多的，并不会增加。但无论如何，这种方式不可以作为常规避孕方法，它只是一种偶尔避孕失败的补救措施。

凡事都有个概率，任何一种药物避孕方式都不能保证百分之百避孕，紧急避孕药中，左炔诺孕酮的失败率为2%~3%，米非司酮的失败率为1.4%。这个避孕概率相比于短效避孕药、避孕套等方式是低了一些，但性生活后服用紧急避孕药相比于不服用药物，怀孕的概率要小得多。

就在写这篇文章的时候，我收到了一个特别糟心的咨询。一个25岁的姑娘不幸遭遇强奸，网络咨询紧急避孕药的事情。我尽量克制内心的不平静，以平和的口气和姑娘描述着所有服药方面的细节以及注意事项，希望能够在为她提供最大用药帮助的同时，也给予她心理上的安慰。医生这个职业是最容易看透人间百态的，时常面对生老病死不说，还时不时地遇到很多狗血剧情，而在妇产科，这种剧情偏偏特别多。在"人生"这场大戏之中，最让人无法平静的，莫过于那些逾越法律和道德的事儿，就像这个姑娘的遭遇，我最后对姑娘说："照顾好自己，以后慢慢人生路，一定会越来越好的"

短效避孕药

纵使紧急避孕药有千般万般不好，相比于人工流产，它还是好太多了，而且只要做好"措施"，就能很好地避免服用紧急避孕药。这个"措施"就包括短效避孕药，短效避孕药和紧急避孕药不是一回事儿，对于女性来讲，这类药物堪比"神一般的存在"，具体怎么个神法，且听我一一道来。

上文我们说了紧急避孕药，这种药物不能经常服用，否则会给我们的身体带来影响。但是有一种避孕药却是可以长期服用的，我们管这种药物叫作短效避孕药。还记得前面的那个表格吗，除了绝育这种一劳永逸的方法之外，短效避孕药的珀尔指数最小，堪称性价比较高的一类避孕药。

这类避孕药不良反应风险较小，而且除了有避孕的功能之外，还有很多意想不到的效果。面对每一种药物，我们都要本着不吹不黑的态度，客观冷静地分析现有的资料，这样才能做到不被大众谣言牵着鼻子走，一窝蜂地去抢购某种药物，也能做到冷静看待药物的不良反应和风险，不紧张、不焦虑。

避孕药在我国的使用范围并不算广，据 2014 年世界避孕日针对我国 1 000 名 18～35 岁女性进行的避孕态度和行为的调研数据显示，将近 1/3 的中国女性几乎没有听说过这种药物，知道这种药物的女性也有将近一半对它有误解。我曾经在多个妈妈社群做过调研，问大家是否了解避孕药。有个别姐妹表示服用过紧急避孕药，但是知道短效避孕药的人并不多。有姐妹说："当初打算用来着，买了一盒，就被药品说明书中的不良反应给吓怕了，扔到垃圾桶里再也没动过这个念头"，还有人表示："听说服用这类药物'大姨妈'会变少或者压根儿就不来了，这也太恐怖了，听说还会让人变得男性化、胸变小……"

在那次小型调研之后，我陷入了沉思，也许很多女性在内心已经把怀孕和人工流产当成了人生中理所当然的必经阶段吧。这让我不由得联想到了无痛分娩。无痛分娩在国外其实一直都有实行，作为女性，完全可以在生产的过程中少遭很多罪。然而这么好的方式，却被大家有点儿落后的观念束缚了，很多人宁可选择剖宫产，也不愿意使用无痛分娩。好在能够理性接受新事物的女性越来越多，这几年无痛分娩在国内也陆续开展起来。作为新时代的女性，高科技的东西一定要享受起来，所谓高科技不止关乎我们的消费水准和生活层次，只有咱们身体这个"1"好，后面才会伴随无数的"0"不是？

说回短效避孕药，这类药物在国外使用非常广泛，全球有 1 亿以上的女性选择口服短效避孕药，尤其在一些发达国家，有超过 40% 的女性使用这

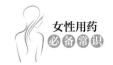
类药物作为常规避孕方法。对于健康的不吸烟女性，甚至在绝经期之前可以一直使用这类药物来避孕。

当然，我们要辩证地去看待短效避孕药，毕竟没有任何一种药物是适合所有人的，即便是一瓶最常见的复合维生素，不同品牌间成分含量也会有所差异，建议大家根据自己的饮食习惯和身体状态有针对性地选择。维生素尚且如此，就更别说其他药物了。

短效避孕药属于雌激素和孕激素的复合制剂，它是根据女性每个月经周期体内雌孕激素的分泌特点而制作的。再通俗一点儿说，这类药物其实是模拟女性怀孕时体内的激素状态，让大脑以为女性怀孕了，负责调动和分泌激素的垂体和卵巢便开始休息，中间不排卵了，这样自然就不可能受孕，也不会来月经，只有在停药阶段或者服用空白药物的那段时间月经才会如约而至。随着针对避孕药物研究的不断深入，最近 10 年短效避孕药中的雌孕激素含量有所降低，科研人员的目标是用最小的药物剂量实现效果最大化、不良反应风险最小化。

短效避孕药的好处是显而易见的，它是一种非常有效的避孕方式，合理使用的前提下失败率仅为 0.3%。但是如果漏服或者不按规矩服药，那么失败率有可能达到 8%。

这类药物还是妇产科医生的宠儿，因为几乎一切由于激素水平失衡导致的问题，解决方案中都会有短效避孕药的身影，如月经周期紊乱、经前期综合征、痛经等。由于雄激素分泌过多导致的多毛症、痤疮、多囊卵巢综合征等，治疗方案中也有这类药物的一席之地。由于雌孕激素同时关系到子宫内膜的生长，对于子宫内膜异位症、子宫内膜息肉的患者来说，也可以使用短效避孕药来调节。

使用这类药物之后，我们不用再计算月经周期，也不会存在毫无准备就要面对"大姨妈"的尴尬场面，因为服药期间"大姨妈"会特别准时。遇到特殊的日子，如重要的考试、约会、出行、结婚等，我们还可以通过服用这类药物有选择地推迟"大姨妈"的到来时间。这类药物还有其他一些优点，如它会让宫颈黏液更加黏稠，在阻碍精子进入的同时，也会让细菌很难进入，这样就减少了感染的风险；它还可以减少月经量，从而减少经血逆流到输卵管的风险。另外，有研究显示，长期规律口服避孕药可以降低子宫内膜癌和卵巢癌以及结直肠癌的风险。

以上还只是些直接的好处，间接的好处更是数不过来。很多女性会出现贫血的问题，其中有一部分原因就是经血过多，这种情况使用再多的补铁补血药物都是治标不治本。这时医生通常会开具一些短效避孕药来改善月经，经血过多的问题解决了，贫血的问题自然也就解决了。

作为女人，大家是不是都有这样的体会：每个月总有那么几天心情不是很爽，而这一般就是在"大姨妈"来之前的那几天。没错儿，这也和激素有关，包括产后抑郁、经前期综合征，其实都和激素有关。很多时候我们以为的家庭矛盾是性格所致，真相却和激素相关。很多女性在明白了这一点之后，通过口服短效避孕药进行调节，往往就能获得母慈子孝、家庭和睦的结局。

考虑到它有这么多好处，而我们却只将其称为"短效避孕药"，还真是有点儿不公平、不全面，毕竟给一个黄花大闺女开避孕药来调节月经，或者给一个单身女性开避孕药来治疗妇科疾病还是挺尴尬的。

对待药物，咱们不黑也不吹，再来说说坏处。我们经常将药物比喻为"双刃剑"，一方面能达到治疗或者改善疾病的目的，另一方面却也可能伤害自己的身体。关于短效避孕药的不良反应，药品说明书中罗列了一大篇儿，这可吓坏了很多姐妹。比如，药品说明书中提示服用这类药物最常见的不良反应是血栓，但药品说明书没提的是相比于欧洲女性，亚洲女性服用这类药物发生血栓的风险是很低的，既然欧洲女性都在广泛使用这类药物，咱们还有什么可怕的？假如你属于吸烟人群或者肥胖人群，那么使用这类药物后发生血栓的风险的确是明显增加的。

有研究显示，短效避孕药可能会增加乳腺癌的风险。但关于这一点目前尚存争议。目前大多数研究的结论认为在长期使用短效避孕药的女性中，乳腺癌的发生率并未增加或者只是轻微增加。还有研究显示，对于那些有乳腺癌家族史的女性，使用短效避孕药后乳腺癌的发生率并没有增加。

除此之外，短效避孕药还存在以下一些常见不良反应。

恶心、食欲不振、乏力、头晕、乳房胀痛等 大多数症状较轻，而且大

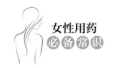
多是在最开始服用药物的时候出现。随着用药时间的延长，身体会逐渐耐受，症状也会逐渐消失。

月经减少或者停经　这类药物会抑制子宫内膜增生，进而改善经血过多或者经期过长等月经不调的问题，而月经减少本身并不会影响身体健康。传统观点认为，经血是"脏血"，月经是排毒的过程，其实这种说法并没有任何科学依据，目前没有证据显示不来月经会给女性的健康带来伤害。避孕药的种类很多，按照目前的科学发展水平，我们已经可以通过吃药决定来不来"大姨妈"了，一切都在掌控之中。

体重增加　看到这个不良反应，姐妹们是不是非常抗拒？莫紧张，这只是少数人可能会出现的问题，原因是孕激素会引起水钠潴留。其实心细的姐妹可能会发现，每次"大姨妈"来之前的那些天，体重会有所增加，而且那些天我们会更容易出现口渴的现象。当然还有另外一种可能性，就是用药之后我们一些不舒服的症状缓解了，心情好了，食欲也好了，吃得多了自然就会胖。随着研究的进展，药物也在逐渐完善，目前市面上常见的短效避孕药已经很少引起明显的体重增加了，姐妹们不用担心。

阴道不规则出血　这种情况大多发生在用药初期，如偶尔发现内裤上有点滴血迹，或者发现本来不该来月经的时候来了月经。引起这种情况最常见的原因是漏服药物，或者服用了变质的药物（保存不当可能导致药物变质）。服用变质药物的情况并不常见，漏服药物却非常常见。凡事都有个习惯的过程，就像我刚开始陪着儿子学习打卡的时候也总忘，形成习惯之后，感觉这已经是生活中不可分割的一部分了。

短效避孕药从最开始上市到现在已经经历了好多代，避孕效果更好，不良反应更小。早期的第一代和第二代产品因为不良反应风险较高，现在已经基本被淘汰了。目前市面上常见的是第三代和第四代产品，比如妈富隆和它的升级产品欣妈富隆、优思明和它的升级产品优思悦。"妈系列"产品价格更低，但是可能出现体重增加的现象；"优系列"产品没有体重增加的困扰，但是价格相对贵一些，而且使用初期点滴出血的风险在少部分人身上可能会更明显，通常使用一段时间后才会消失（优思悦对经前期综合征的治疗效果更理想一些）。

这几种药物的服用方法，有的是"21+7"，有的是"24+4"，反正周期都是 28 天。有的需要中间停药；有的不需要停药，但是该停药的那几天吃的药片里啥药没有（空白药物），和停药一样，只不过这种每天都吃药的方式更便于记忆，要不然停来停去容易搞混。具体的服用方法参照药品说明书上的指导就可以。如果遇到特殊情况想要推迟月经，我们只需要把空白药物扔掉，或者该停药的时候不停药，直接服用下一盒药物就可以了。

如果没有特殊情况发生，建议长期规律服用，这样才可以达到很好的避孕效果，同时也会将不良反应的风险降到最低，如我们比较担心的血栓风险，也是在最初使用的时候高一些，使用时间越长，风险越低。如果中间服药间断了 1 个月以上，那么再次使用还会经历一段高风险时期。在没有不适和禁忌证的情况下，短效避孕药可以使用到 55 岁。

对于肥胖的女性，使用雌激素含量更低的产品，也就是升级产品有可能避孕效果会打折，因为与正常体重的女性相比，肥胖女性在开始服药或使用空白药物的间隔后需要两倍长的时间才能达到稳定的效果，这是因为体内清除率的不同导致的。

雌激素具有稳定内膜的作用，如果使用升级产品后会偶尔出现阴道不规则出血的情况，那么这部分女性可能更适合服用雌激素含量较高的药物（也就是升级之前的产品）。

对于存在抑郁症的女性，仍可使用激素类避孕药，雌孕激素的使用通常不会加重原来的病情。如果正在使用圣约翰草（一种草药）来治疗抑郁症，就不推荐了，因为这种药物可以增加雌孕激素的代谢，进而增加突破性出血和排卵的可能性。

如果以往有偏头痛的情况，使用这类药物前要先去医院详细检查以确定头痛是否是由血栓相关性疾病所致，如先兆卒中等。如果存在相关疾病，则不建议使用这类药物。

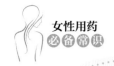

子琦的贴心提示 🌿

漏服了药物怎么办

药品说明书中一般会有漏服药物的说明，包括第几天漏服、漏服几次的具体处理方式，会交代得特别详细。这里再提醒姐妹们一句，买了药物之后千万别急着扔药品说明书。当然，如果实在找不到药品说明书，也可以咨询专业的药师。

可以换用另一种药物吗

当你发现另外一种避孕药更加适合自己，不良反应更小的时候，是可以考虑更换的。稳妥的更换方法是吃完手里这盒药，并且该停药的时间继续停药。到了该吃下一盒药的时候，换成新药从头开始，前提是没有新药的服用禁忌。

想怀孕了怎么办

停药后可以随时备孕，因为这类药物本身并不会增加胎儿畸形的风险，而且通过服药合理避孕，会减少意外妊娠的风险，无形中降低了流产的概率，保护了子宫。另外，月经不调会增加不孕的风险，通过服用这类药物，在改善月经的同时，其实也同步进行着备孕。

短效避孕药的禁忌证 患有血栓性疾病，或者以往得过血栓相关性疾病；严重肝肾功能异常；胰腺炎；糖尿病伴有血管损害；严重的高脂蛋白血症；性激素依赖的恶性肿瘤；不明原因的阴道出血；子宫内膜增生；35 岁及以上，每天吸烟 ≥ 15 支；产后 6 周以内；携带已知凝血相关的基因突变；系统性红斑狼疮；抗磷脂抗体阳性等。

既往，美国食品与药物管理局曾经对避孕药的使用年龄有所限定，规定使用此类避孕药的女性年龄上限为吸烟者 35 岁，非吸烟者 40 岁。但在 1989 年就取消了健康不吸烟女性使用这类药物的年龄限制。因此，健康的不吸烟女性在绝经前原则上只要没有禁忌证，是可以一直使用这类药物的。对于吸烟女性，使用的时候仍然需要慎重，如果实在想用，需要考虑戒烟。

此外，使用短效避孕药还有一些注意事项。

1. 决定开始使用药物之前，为了稳妥起见，需要去医院找医生综合评估自己的身体情况是否适合用药，并且在使用 3 个月之后复查。后期如果继续服用的话，只需要每年常规体检就好。

2. 避孕药起效需要时间，在开始服药的前 7 天还是需要采取额外的避孕措施。

3. 如果用药期间发生任何不适以及其他特殊情况，需要及时咨询专业人士。

4. 一些药物可能影响避孕药的药效，如抗结核药、抗癫痫药、抗真菌药和圣约翰草（一种草药）等。如果有需要同时服用其他一些药物的情况，建议咨询专业人士。

5. 尽量每天固定时间规律用药，否则可能带来一些不必要的麻烦，如不规则出血、月经失调等。短效避孕药可以长期服用，没有中间停药调整的说法。

6. 不良反应通常会在服药后几个月内缓解或者消失。但是如果出现可疑或者严重的不良反应，应及时停药，同时和医生沟通采用其他合适的方式避孕。

7. 如果服药后呕吐或者腹泻，可能会影响避孕效果，为了稳妥起见，需要加用其他避孕措施。

8. 如果需要手术或者存在持续 1 周以上的不方便走动的情况，需要至少提前 4 周停药，可以在恢复走动 2 周后重新开始服药。

身边有很多姐妹受到经前期综合征的困扰，在排除禁忌证之后，我通常会给她们推荐短效避孕药，大家纷纷表示服用后情况得到了很大改善。经前期综合征是啥？如果你感觉"大姨妈"来之前自己总有一些生理上或者心理上的不对劲儿，那么十有八九就是了，如果已经影响到了工作和生活，甚至影响到了家庭和睦，那么就应该趁早去咨询医生，趁早服药，趁早受益。

话说我自己在两次怀孕期间，感觉自己的身体状态都是棒棒的，心情也一直不错，开始我认为这是由于自己要当妈妈了，心态成熟了，但仔细想起来可能还是激素帮的忙；生老大之后我还一度出现了产后抑郁的情况，想来

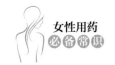
很大一部分原因也是激素，真是成也激素，败也激素。现在医学界已经把激素研究得门儿清了，一切都在我们的掌握之中，前提是要正确使用药物。

长效避孕药

紧急避孕药，顾名思义，是事出紧急的时候才可以用，平时总用身体肯定吃不消。短效避孕药则显而易见药效时间很短，通常需要每天服用。如果真的怕麻烦，想有个不用每天吃药的法子来避孕，就没有好办法了吗？咱们现在生活的是什么年代？这算事儿吗？不但有解决办法，而且还不止一种。

长效口服避孕药 这类避孕药出现得还挺早，19世纪60年代就有了。最大的优点是不需要每天吃，每月口服1~2次就可以，药物持续发挥作用，可以抑制排卵和受精卵着床。作用原理和短效避孕药并没有太大差别，差别主要在剂量上，长效口服避孕药的剂量要大很多，这个不难理解，本来需要天天服用的药物，图省事儿一个月用一两次，自然药物剂量就要增加。由于药物剂量增加，所以容易影响月经和体重，这类药物不适合未生育过的女性服用，而且目前临床上几乎见不到了。

宫内节育器 这里所说的宫内节育器，不是单纯的避孕环，指的是含有药物并且可以缓慢释放以达到避孕效果的工具。市面上目前常用的是左炔诺孕酮宫内节育器（曼月乐），含有的药物成分是左炔诺孕酮。如果你读了之前的文章，就会觉得这个成分很眼熟，没错，它是常用的紧急避孕药的一种成分。只不过紧急避孕药里左炔诺孕酮的含量为1.5mg，而左炔诺孕酮宫内节育器中平均每24小时可以缓慢释放左炔诺孕酮20μg，单日药量相差75倍。这种宫内节育器的缓释系统强大到什么程度？它的有效期是5年！还记得珀尔指数吗？最好的含铜宫内节育器使用第一年的珀尔指数是0.6，而左炔诺孕酮宫内节育器（曼月乐）的珀尔指数是0.5。

左炔诺孕酮宫内节育器最大的优点是一劳永逸，这个"永"虽然不是一辈子，但5年的时间也够长了，而且在避孕的同时，对一些常见妇科疾病也有很好的治疗效果，如子宫内膜异位症、特发性月经过多、腺肌症等。另外，由于左炔诺孕酮宫内节育器中的成分是孕激素，不含雌激素，血栓形成的风险也小了很多。

左炔诺孕酮宫内节育器的缺点是会改变月经模式，有的人月经变少了，有的人月经压根儿就不来了，研究显示，左炔诺孕酮宫内节育器使用 1 年后月经消失的发生率大概为 20%。其实我个人倒是认为这个也不是什么缺点，反而是好事儿。另外，让很多人接受不了的是使用初期会有不规则出血的情况发生，虽然大多数时候出血量不大，即医生所说的"点滴出血"或者"不规则出血"，这种情况虽然不会有特殊不适，但是让很多人感觉不爽。这种出血通常发生在使用的头三个月，随着药物耐受性增加，后期大多会有所好转，不过也确实有一些女性无法忍受这一点而将宫内节育器取出，如果适合并决定放置左炔诺孕酮宫内节育器，关于这一点还是要有心理准备。

左炔诺孕酮宫内节育器需要经阴道放置，所以操作之前需要做一些检查，如果存在阴道炎、盆腔炎等情况，需要治愈后才考虑放置，否则容易引起更加严重的感染。对了，如果放置宫内节育器后又准备怀孕，取出宫内节育器，待月经恢复后即可备孕。

皮下埋植避孕剂 缓慢释放的避孕装置可不只宫内节育器一种，还有一种类似的手段是将避孕剂埋植到手臂的皮肤中。和宫内节育器一样，将避孕剂埋植在皮下也属于小手术，在门诊就可以搞定。一般情况下，医生首先会在局部注射麻醉药，在皮肤上做一个 3 毫米左右的切口，然后用专用装置将避孕线埋植到上臂内侧的皮肤下，最后贴上胶布，第二天取下胶布就可以了。避孕线很细，如果不去特意触摸，一般感觉不到它的存在。这种皮下埋植避孕剂取出也很方便，同样在门诊局部麻醉下就可以操作。皮下埋植避孕剂所含成分为孕激素，适合血栓风险较高的人群，同时也是产后避孕的不错选择，因为孕激素不会影响乳汁分泌。由于皮下埋植的方式在方便性和舒适性上表现不俗，所以越来越多的女性开始接受皮下埋植避孕剂。以目前常用的依托孕烯植入剂（依伴侬）为例，每支小棒含有依托孕烯 68mg，植入后每天可以释放 25 ~ 70μg，避孕效果可以持续 3 年。

有 4% ~ 9% 的女性使用皮下埋植避孕剂后会出现体重增加，这让很多人对它望而却步，选择这种避孕方法的姐妹记得一定要适当控制饮食，加强

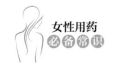

体育锻炼。

缓释孕激素注射剂 一次注射后避孕效果可以持续3个月，但是目前这种方式很少采用，主要原因是在便利性和不良反应方面没有任何优势。

阴道内避孕装置 2018年8月美国食品药物管理局（FDA）批准了一种新装置——Annovera，它的主要药物成分为醋酸硒酮和炔雌醇，通过抑制排卵等起到避孕的效果。这个装置由一个很柔软的硅胶材质制成，呈环状。使用方法是将此装置放置在阴道里，可以重复使用且可以自行操作，不需要去医院。这种"月抛"的避孕装置操作简单，而且不像避孕药一样需要每天服用。

具体操作方法：用手指将这个柔软的圆环推到阴道底部，因为此装置弹性比较好，而且骨盆的肌肉力量也会将其夹住并固定，所以不用担心它会掉下来。整个过程我们自己徒手操作就可以，就像我们戴隐形眼镜一样，操作前记得洗手。之所以叫作"月抛"，是因为此装置放置在阴道3周后需要把它拿出来，洗干净，放在一个小盒子里保存一周，而这一周我们会来月经。其实"月抛"这个词儿也准确，因为并不需要真的"抛"，此装置在体外保存一周后可以再次放入体内，有效期1年。目前还没有Annovera上市的消息，但它依然值得期待。

我国目前有个类似的阴道避孕环，商品名为舞悠，相比于Annovera，舞悠是个实打实的"月抛"，每个月需要使用3周后取出，再次使用时需要更换新环。

长效避孕方式，不论是放在子宫内的、埋植在皮肤下的，还是放在阴道里的，都要根据医生交代的或者说明书规定的时间取出，否则失效后就达不到避孕的效果了。通常左炔诺孕酮宫内节育器（曼月乐）的有效期为5年，皮下埋植避孕剂的有效期为3年。这些长效避孕方式也有禁忌证，部分禁忌证和短效避孕药相互重叠，这里就不再单独列出来了。通常采取这类避孕方式的，都要去医院，医生会为你安排详细的检查并给出使用建议。

不论是避孕药，还是其他避孕方式，都有各自不同的适应人群，也有各自不同的禁忌证和不良反应。只想获得有益的作用，一点儿不良反应的风险都不愿意承担，这种想法在所有药物面前都是行不通的。所以不论是采取短效或是长效避孕方式，都需要在医生的专业评估下作出选择，即便是药店里面随便可以买得到的避孕药，在决定服用之前最好也要咨询一下专业人士，以免给自己带来不必要的麻烦。

避孕药至此就絮絮叨叨讲完了，别嫌麻烦，答应我一定从头到尾认真看完。你知道我们国家每年要进行多少台人工流产手术吗？你知道人工流产手术对女性的身体有多么大的伤害吗？每当我想到"人工流产"这四个字的时候，眼前挥之不去的是我曾经看到的那些已经成形，但又被各种冰冷的器械弄得七零八落的胎儿。爱惜自己，不伤害他人，才能更好地享受人生，才能不枉来人间一次。

对于避孕这件事，网上也有人笑称"许我海誓山盟，不如快去结扎"，笑归笑，至少我认识的男性中没听说谁去做了这种手术，当然也有可能是即使做了，也是人家默默爱老婆的一种表现，并不会到处宣扬。

有人说避孕药会增加宫颈癌的发病率，这个是真的。原因是很多人用了避孕药之后伴侣就不戴避孕套了，感染 HPV 的风险增加了，宫颈癌的发病率自然也会增加。那么应该怎么办？要是伴侣能每次都戴避孕套，我还吃什么避孕药啊？别着急，有办法，下面我们接着说。

HPV 疫苗

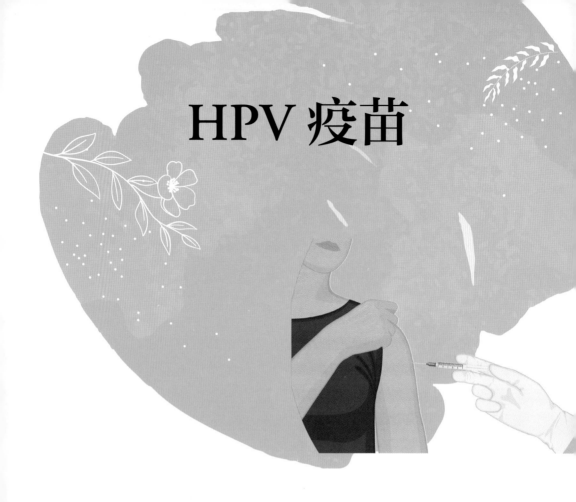

  在一个风和日丽的周末午后，刚刚哄睡了老二，瞄了一眼看课外书的老大，我感觉一天中最美好的时刻就要来了。正当我打算敷个面膜、看看闲书的时候，一阵电话铃声打乱了我的节奏。刚刚按下接听键，还没来得及将手机放在耳边，我就听到电话里闺密一阵咆哮："老刘，我要完了！你可得救救我啊……"原来前段时间闺密单位组织体检，今天拿到了体检报告，当她看到报告上宫颈癌筛查结果显示"HPV 阳性"，整个人都不好了，之后上网一查，就被满屏的"宫颈癌"给吓到了，好像自己马上就要得宫颈癌一样。我详细询问了她的检查结果之后，拍胸脯跟她说："放心，你没事的！定期复查就好。"

  《2018 年全球癌症统计数据》报告表明，宫颈癌在全球女性肿瘤中的发病率和死亡率均居第四位，在发展中国家女性肿瘤发病率中居第二位。宫颈癌是女性最常见的妇科恶性肿瘤，全球范围内每年有超过 26 万名女性死于宫颈癌。宫颈癌近年来在我国妇科恶性肿瘤中发病率是最高的，已经成为威胁中国女性健康的第一杀手。

宫颈癌到底有多可怕？在这一点，网络上的信息并没有危言耸听。这种癌症特别狡猾，因为它特别擅长潜伏，还超级有耐心，如温水煮青蛙一般，往往在女性脆弱的时候乘虚而入，而一旦等它露出真面目，那就真的离世界末日不远了，这个套路真的像极了"渣男"。宫颈癌早期很难被发现，大多没有任何特殊症状，如果没有常规体检，很多患者在发现的时候就已经是晚期了。全球范围内，每 1 分钟就有约 1 名女性确诊宫颈癌；每 2 分钟就有约 1 名女性死于宫颈癌，所以姐妹们，划重点了：除了努力提高咱们的身体素质，保持健康外，定期体检也很重要！

针对宫颈癌，人类做得很漂亮，居然发现了引发这种疾病的根源——人乳头瘤病毒（HPV），目前已经证实 99.7% 的宫颈癌是由 HPV 感染引起的。目前已知 HPV 有 200 多种亚型，不同亚型的 HPV 致病性不同，其中有大约 40 种亚型的 HPV 会感染生殖器。HPV 按照致癌危险性的不同可以分为低危型和高危型。所以说并不是感染了 HPV 就会得宫颈癌，只有持续感染高危型 HPV，演变成宫颈癌的风险才会嗖嗖上升。

以往数据显示，宫颈癌的高发年龄为 50～55 岁，但这已经是过去式了，近年来越来越多的研究发现，宫颈癌发病年轻化的趋势日益明显。HPV 可以通过多种途径感染人体，其中性接触是主要的传播方式。虽然导致宫颈癌的 HPV 可以通过性接触传播，但是宫颈癌和性病可是两码事儿，据统计大约 80% 的女性一生中可能感染 HPV，这样看来感染的人数并不少，所以我们不能因为有人感染了 HPV 就戴着有色眼镜去看她。大多数 HPV 感染者的情况属于一过性感染，后期病毒可以被自身免疫系统清除，并不会产生病变。也就是说，感染了 HPV 不一定会演变成宫颈癌。

除了 HPV 感染，宫颈癌的发生还与其他一些高危因素相关，如初次性生活过早、性生活混乱、有多个性伴侣和患有性传播疾病等。如果女性生孩子的年龄过小，那时候宫颈的发育还不完善，或者分娩次数过多，会使宫颈受到创伤的概率增加，进而增加宫颈癌的发病风险。患有免疫缺陷病或者长期服用免疫抑制药物等，也会增加宫颈癌的发病风险。当然，对于存在以上高危因素的人群来说，还有一个必要条件，即 HPV 感染，如果没有 HPV 感

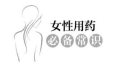
染，是几乎不会发生宫颈癌的。

现在很多单位会针对女性职工开展一些健康筛查项目，针对的就是常见的妇科肿瘤，除了宫颈癌之外，还包括卵巢癌、子宫内膜癌、乳腺癌等，大家对自己的健康一定要重视起来，存在高危因素的姐妹们更是要把癌症筛查尽早提上日程。

筛查结果呈阳性，应该怎么办？别慌，先看分型检测，按照致癌危险性的不同，可将 HPV 分为低危型、高危型两大类。如果是高危型，建议进行阴道镜检查。目前已被明确归为高危型的 HPV 亚型中，约 70% 的宫颈癌与 HPV 16 型有关，HPV 18 型则与另 10% ~ 20% 的宫颈癌有关。如果是低危型，且液基薄层细胞学检查（TCT）为阴性，则建议每 6 ~ 12 个月复查一次。

其实从单纯的 HPV 感染到宫颈癌并不是短时间内发生的，通常会有一个漫长的过程，姐妹们不需要过分紧张。如果感染的 HPV 为高危型，经历持续感染的过程可能会发生癌前病变，那依然不是癌，癌前病变分为三级，这三级之后才是真正的癌，宫颈癌癌前病变需要经过 5 ~ 10 年才能逐渐进展到宫颈癌。如果能够定期安排筛查，发现异常及时复查并积极治疗癌前病变，患宫颈癌的概率会大大降低。

子琦的贴心提示

宫颈癌说得差不多了，我顺便填一下宫颈糜烂这个坑。宫颈糜烂不是病，大多数是随着生理周期出现的正常现象，如果没有症状和其他并发症，宫颈糜烂通常是不需要特殊治疗的。很多私人诊所打着免费筛查的旗号，对宫颈糜烂这个本不需要治疗的情况滥用药物，有些甚至进行了手术，大家千万别上当。

宫颈癌虽然讨厌至极，但也有一个好消息，那就是宫颈癌是唯一一个可以预防的癌症，预防的方式就是注射 HPV 疫苗。目前市面上常见的 HPV 疫苗有三种，分别为二价、四价以及九价疫苗。字面上很好理解，有几"价"就代表注射疫苗后能预防几个 HPV 亚型，价数越高，预防的亚型就越多。

HPV 疫苗对比

项目	二价国产疫苗	二价进口疫苗	四价疫苗	九价疫苗
预防病毒的亚型	预防 HPV 16 型和 HPV 18 型，预防宫颈癌的概率达 70%，对其他 HPV 高危型有一定的交叉保护作用	预防 HPV 16 型和 HPV 18 型，预防宫颈癌的概率达 70%，对其他 HPV 高危型有一定的交叉保护作用	预防 HPV 6、11、16、18 型，预防超 70% 的宫颈癌及超 90% 的生殖器疣	预防 HPV 6、11、16、18、31、33、45 型，还增加了中国人感染较多的 HPV 52、58 型，预防 90% 的宫颈癌和超 90% 的生殖器疣
接种方式	9 ~ 14 岁推荐第 0、6 个月各接种 1 针；15 ~ 45 岁推荐 0、2、6 个月各接种一针	推荐第 0、1、6 个月各接种 1 针	推荐第 0、2、6 个月各接种 1 针	推荐第 0、2、6 个月各接种 1 针

二价疫苗可以预防由 HPV 16 型和 HPV 18 型感染引起的宫颈癌。这可以说是雪中送炭，而超过 70% 的宫颈癌是由这两种亚型引起的。四价疫苗可以预防 HPV 6 型、11 型、16 型、18 型感染，还可以预防超 90% 的生殖器疣。九价疫苗针对 HPV 6 型、11 型、16 型、18 型、31 型、33 型、45 型、52 型、58 型共 9 种亚型，能预防 90% 的宫颈癌，是目前覆盖 HPV 亚型最多的疫苗，此外它还可以预防尖锐湿疣、阴道癌、肛门癌等。二价、四价以及九价 HPV 疫苗都覆盖了 HPV 16 型和 HPV 18 型，而在中国女性中 HPV 16 型和 HPV 18 型感染占比达到了 84.5%。

如果没有明确的接种禁忌证，所有符合年龄的女性都建议接种 HPV 疫苗，并且越早接种越好，最好是在开始性生活之前就完成接种。如果条件允许，符合年龄的前提下可以首选九价疫苗，如果无法及时接种九价疫苗，或者不在九价疫苗批准的年龄范围内，则可以根据年龄选择四价或二价疫苗。对于适龄女性，最简单的方法就是当地有哪种疫苗，咱们就选择哪种疫苗，千万不要为了等某种疫苗而错过最佳的接种年龄。研究显示，如果在开始性生活之前完成所有的接种程序，可以降低 99% 的 HPV 相关的癌症发生风

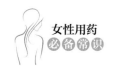
险。另外，青少年以及青春期前的孩子接种疫苗，免疫反应会更好，因为其产生的抗体滴度比成人高出 2～3 倍，换而言之就是保护力会更大。从价格上来看，疫苗的价数越高，价格就越昂贵，大家要有心理准备。

2020 年，虽然我们开年就经历了新型冠状病毒疫情，不过在这一年也有一个对广大女性来说的好消息，那就是国家药品监督管理局批准了首个国产二价 HPV 疫苗的上市注册申请，该疫苗在 2020 年 5 月正式上市。我国成为继美国、英国之后世界上第三个可实现 HPV 疫苗自主供应的国家。国产 HPV 疫苗属于二价疫苗，9～14 岁的女性需要接种 2 针，15～45 岁的女性需要接种 3 针。之前 HPV 疫苗经常处于一针难求的状态，我自己预约了好久也没约到，反而是在杭州进修期间歪打正着接种了，也算是了却了我的一件心事。现在我们国产疫苗正式上市了，估计以后再想接种就会便利很多。

对于一件我们不太了解的事情，尤其是疫苗这种和健康息息相关的事情，大家总是会特别关心，会有很多的疑惑，这是好事儿，说明我们重视自己的健康。下面我就来和姐妹们聊聊和 HPV 疫苗相关的问题。

孕期和哺乳期可以接种吗

目前不建议孕期接种，因为这类疫苗，尤其是九价疫苗整体上市时间并不是很长，需要积累更多的数据以及更长期的疗效观察，所以目前不建议孕期接种。但是如果在不知道怀孕的情况下接种了，并不代表这个孩子不能保留。只不过为了稳妥起见，后续的接种程序建议挪到生完孩子后，也就是哺乳期的时候。现有数据显示哺乳期接种这类疫苗的安全性是良好的，对于未满 26 岁且之前未接种该疫苗的哺乳期女性，目前依然是建议接种。

有性生活后接种疫苗还有用吗

当然有用，有了性生活不一定就感染过 HPV，尽早接种疫苗仍然可以起到相应的保护作用。话又说回来，虽然疫苗对已经感染的病毒无治疗作用，但同时感染多种亚型病毒的可能性依然存在，因此即便是已经感染过 HPV 的人群，接种疫苗仍然可以预防其他亚型的感染。对于某些之前没有接种疫苗的 27～45 岁女性，可能需要医生或者其他医疗保健人员对其再次感染 HPV 的风险和疫苗是否能带来收益等情况进行综合评估。

几岁接种最合适

WHO 推荐的 HPV 最佳接种年龄是 12～14 岁，免疫有效率可达 100%。首剂接种年龄可以提前到 9 岁，在青春期时广泛普及 HPV 疫苗接种是防控宫颈癌的关键。

为什么超过 26 岁不能接种九价疫苗

国家药品监督管理局批准的九价疫苗的接种年龄为 9～26 岁，这可能是由于评审专家基于现有研究认为其他年龄段的研究证据尚不充分，出于科学的态度和负责的精神，将适宜接种年龄设定为 9～26 岁。当然，今后可能会根据研究的进展而放宽接种的适宜年龄范围。

接种了疫苗还需要做宫颈癌筛查吗

无论是否接种了 HPV 疫苗，女性朋友都要定期接受宫颈癌筛查。

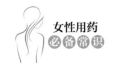
打过二价或者四价疫苗，还有必要打九价疫苗吗

首先，这种做法的性价比并不高，毕竟二价或者四价疫苗已经覆盖了HPV 的主要高危型；其次，并没有证据证明重复注射更有效，而且目前也没有相关指南推荐这种做法。

HPV 疫苗能治疗宫颈癌吗

不能，HPV 疫苗属于预防性疫苗，提供的是预防作用，不具有治疗效果，这一点对于所有疫苗来说都是通用的。

HPV 疫苗能提供多久的保护

根据国外的临床数据显示，HPV 疫苗有极长的保护持续时间，女性接种疫苗后至少 10 年仍然能够达到持续预防宫颈、阴道和外阴肿瘤的效果。

延期接种会影响效果吗

目前研究并没有发现间隔时间延长会让 HPV 疫苗有效性明显下降，但是如果延长了接种间期，得到最大化有效保护的时间也会推迟，这就是我们常说的"早接种，早受益"。

接种 HPV 疫苗会有哪些不良反应

与其他疫苗类似，接种 HPV 疫苗后比较常见的不良反应包括手臂注射部位的红肿、疼痛、轻微头痛或者感觉疲倦、恶心、眩晕、肌肉或关节痛等。但从整体上来说，大部分疫苗接种人群是没有任何症状或不良反应的。我自己的接种感觉是注射的时候真的有些痛，但之后就没什么感觉了。

为了预防感染或传播 HPV，以及生殖器疣、肛门癌和阴茎癌的发生，男性也可以接种 HPV 疫苗，但是目前国内上市的 HPV 疫苗只针对女性进行了临床试验，所以我国尚未批准二价或四价 HPV 疫苗用于男性。从另一个角度说，毕竟现在女性预约也还存在一定困难，所以男性朋友还是先从自身做起，戴好避孕套，不要扮演"病毒搬运工"这个角色。

2006 年，全球第一个预防性 HPV 疫苗在美国上市，距今已经 15 年了。听说过卢旺达吗？对，就是那个曾经发生过惨绝人寰的卢旺达种族大屠杀的国家，我们总是会把它和贫穷、落后联系在一起，但是这个国家却有可能成为世界上第一个没有宫颈癌的地方。2019 年 2 月卢旺达卫生部报告显示，该国年轻女性的 HPV 疫苗接种率已经达到了 93%！原因在于 2011 ～ 2014 年，一家医药生物科技公司向卢旺达政府无偿提供 HPV 疫苗，在 2014 年该公司的捐赠结束后全球疫苗联盟（GAVI）宣布与卢旺达政府合作以支付大部分的疫苗费用。不管这个国家曾经经历过怎样的苦难，但 HPV 疫苗却保护了这里的年轻女性，让她们远离了宫颈癌的阴影，这多少会让人相信"人间值得"。

阴道炎

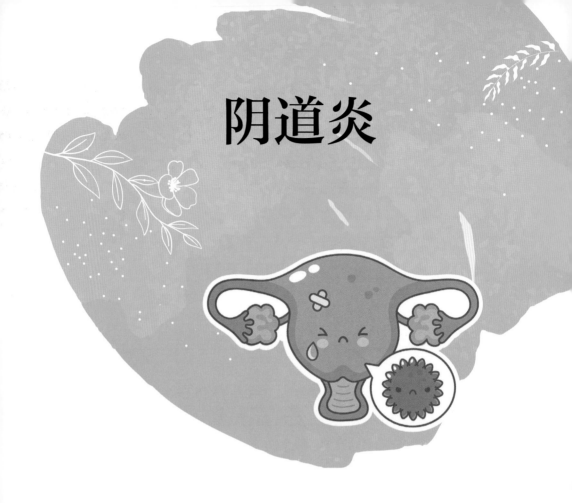

　　作为女性，不见得每个人都会生孩子，但绝大多数人可能会得阴道炎。阴道炎会让很多女性苦不堪言，用我听到的大多数患者的话来说——简直太闹心了！

　　很多姐妹一犯阴道炎就开始疑神疑鬼，总觉得是老公的问题，要么没洗干净，要么干坏事儿了。但就阴道炎这件事来讲，有的时候可能和老公有关系，但大多数时候"队友们"是真的很无辜啊。凭借一张铁嘴，我私下里拯救了无数闺密的老公，真真儿是做了好事不留名。但总说我也累，所以决定今天一次性把这件事写清楚，拯救更多的"队友们"，哦不，其实受益的还是咱们自己。

　　常见的阴道炎症有三种，那就是滴虫阴道炎、细菌性阴道病和外阴阴道假丝酵母菌病。这三种疾病虽然都是炎症，通常都会引起阴道局部的瘙痒、分泌物增多等症状。但是也有很多不同，比如分泌物的颜色、气味等方面就各有不同。滴虫阴道炎分泌物多呈稀薄脓性，泡沫状，有异味，若合并感染则呈黄绿色；细菌性阴道病分泌物多呈灰白色，稀薄状，黏度低，伴鱼腥臭味；外阴阴道假丝酵母菌病的分泌物特征为白色稠厚，呈凝乳状或豆腐渣样。虽然这三种阴道炎各具特点，但是也不建议姐妹们自行在家诊断，出现了症状，咱们还是要去医院找医生进行系统检查，以免延误治疗。

姐妹们，准备好了吗？现在咱们挨个攻破阴道炎，老规矩，最烦人的最先说。

外阴阴道假丝酵母菌病

对于"外阴阴道假丝酵母菌病"这个名字，姐妹们可能不熟悉，但提起一个它的俗称，估计大家就不陌生了，那就是念珠菌性阴道炎。国外的资料显示，约 75% 的成年女性一生中可能会遭遇一次外阴阴道假丝酵母菌病，约 45% 的成年女性有 2 次或 2 次以上发作，扎心不？外阴阴道假丝酵母菌病可以分为两类，即单纯性和复杂性。如果一年内发作 4 次或 4 次以上，就可以判定为复发性外阴阴道假丝酵母菌病。

在青春期前和绝经后女性中外阴阴道假丝酵母菌病并不常见（使用雌激素治疗的除外）。症状上除了瘙痒之外，还可能表现为阴部灼热痛、性交痛、排尿痛。分泌物也很有特点，国内通常将其称为"豆腐渣样"，外国人估计豆腐吃得少，他们将这种分泌物形容为"奶酪样"。

单纯性外阴阴道假丝酵母菌病在用药后的症状缓解和治愈率为 80% ～ 90%，所以完全可以信心满满。可以局部用药，也可以口服用药，这两种用药方式疗效相当。有些人采取局部用药的方式会有一些不适症状，如灼烧感和刺激感；采取口服用药的方式也有可能引起某些全身不良反应，如抗真菌药物可能会引起胃肠道不适、头痛等，但这些不良反应通常是轻微的，不用过于担心。

单纯性外阴阴道假丝酵母菌病的治疗方案如下。

局部用药 以唑类为主，可选用下列药物置于阴道内。

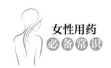
1. 咪康唑栓剂：每晚 1 粒（200mg），连用 7 日；或每晚 1 粒（400mg），连用 3 日；或 1 粒（1 200mg），单次用药。

2. 克霉唑栓剂：每晚 1 粒（150mg），连用 7 日，或每日早、晚各 1 粒（150mg），连用 3 日；或 1 粒（500mg），单次用药。

口服用药　对于不想以及不能耐受局部用药的女性，也可以选择口服用药。可以选择氟康唑 150mg，单次用药；或者伊曲康唑 200mg，每 12 小时 1 次，连续服用 2 次，用药 1 天。短期口服这类低剂量的抗真菌药物不良反应轻微而且少见，也极少引起药物间的相互作用，所以这种用药方式是很多人的首选。不过一些特殊人群无法使用这类药物，如妊娠期以及肝功能不全的女性，用药之前要咨询专业人士并仔细阅读药品说明书。

单纯性外阴阴道假丝酵母菌病通常治疗几天之后症状就可以明显缓解，但一定要按疗程治疗，否则复发风险很高。治疗期间并不绝对禁止性生活，只不过在炎症缓解之前可能还会有不适症状。对了，这个病不属于性传播疾病，除非老公也出现了一些症状，否则并不需要同时治疗。少数男性患者表现为龟头炎，如龟头发红，有瘙痒或者刺激症状，外用一些抗真菌药膏就可以缓解。

复杂性外阴阴道假丝酵母菌病治疗起来往往会更麻烦一些，在上述治疗方案的基础上既要强化，又要巩固，这样才能最大程度地控制病原体，所以不论是局部用药，还是口服用药，都要延长治疗时间。局部用药时间要延长为 7 ~ 14 日；口服用药时间也要延长，如果口服氟康唑 150mg，建议连续使用 2 ~ 3 次，每两次之间需要间隔 72 小时，也就是 3 天。症状严重的还可以在口服用药的基础上局部使用低浓度糖皮质激素软膏或唑类霜剂。

针对复杂性外阴阴道假丝酵母菌病的强化治疗方案如下。

口服用药　氟康唑 150mg 一次性口服，第 1、4、7 日应用；伊曲康唑 200mg，12 小时服用 1 次，连续服用 2 ~ 3 日。

局部用药　可选用下列药物置于阴道内。

1. 咪康唑栓或软胶囊 400mg，每晚 1 次，连续使用 6 日。

2. 咪康唑栓 200mg，每晚 1 次，连续使用 7 ~ 14 日。

3. 克霉唑栓（片）500mg，第 1、4、7 日使用。

4. 克霉唑栓 100mg，每晚 1 次，连续使用 7 ~ 14 日。

针对复杂性外阴阴道假丝酵母菌病的巩固治疗方案：目前国内外没有成熟且统一的巩固治疗方案。通常建议对每个月经周期中都有一次规律发作的女性，可在每次发作前预防性用药一次，连续 6 个月。可以选择口服用药或局部用药，如氟康唑一次性口服 150mg；克霉唑栓 500mg 或咪康唑栓 1 200mg 一次性局部用药。对那些无规律的反复发作者，可以每周用药一次来预防发作，连续 6 个月。因为有可能在月经期用药，局部用药不太方便，所以通常建议首选口服用药，如单次口服氟康唑 150mg；如果实在不愿意口服，也可以选择单次局部用克霉唑栓 500mg。

对于长期口服用药的女性需要定期检测肝肾功能。对于复杂性外阴阴道假丝酵母菌病，伴侣是否需要同时治疗这一点目前还有争议，更多的研究倾向于不治疗。还有一些复杂性外阴阴道假丝酵母菌病是由非白假丝酵母菌所致，或者是患者本身存在一些特殊情况，如免疫缺陷等，这种就更复杂了，要去专科医生处具体评估病情。

目前没有证据表明外阴阴道假丝酵母菌病和阴道缺乏乳杆菌有必然联系，所以不常规推荐使用益生菌疗法。虽然有些研究显示摄入酸奶或者局部使用其他含有活乳杆菌的制剂可缓解症状、降低复发率，但这类研究普遍质量不高，而且市面上的益生菌质量也是良莠不齐，因此并不推荐。

细菌性阴道病

细菌性阴道病是在育龄女性中最常见的一种阴道炎，占阴道炎的 40% ~ 50%，它和外阴阴道假丝酵母菌病不同，主要的传播途径是性传播。大部分的细菌性阴道病患者无临床表现，主要特征是分泌物可能会散发出特别难闻的气味，有人形容这种气味为"鱼腥味"，分泌物呈灰白色，稀薄且均匀，特别是在性生活和月经之后会比较常见。细菌性阴道病可伴有轻度外阴瘙痒感、烧灼感，通常不会导致排尿痛、性交痛，如果同时存在上述症状，那么很有可能是混合性感染。

针对细菌性阴道病，最主要的治疗药物是甲硝唑和克林霉素，这两种药

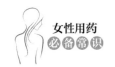
物的治疗效果类似，均可以选择局部用药和口服用药。

首选方案是口服甲硝唑，一次 400～500mg，每日 2 次，连用 5～7 日。这个方案的早期临床治愈率超过 90%，常见的不良反应包括口腔金属味、恶心（发生率约为 10%）等。需要注意的是，在口服甲硝唑治疗期间以及在甲硝唑治疗结束后 24 小时或替硝唑治疗期间及结束后 72 小时内不能饮酒，因为有可能发生双硫仑样反应，比较危险。这个反应和我们常说的"吃头孢不能饮酒"是一个道理，不只是头孢类抗生素，像甲硝唑这类硝基咪唑类药物也要小心。

除了口服甲硝唑外，还可以选用如下方案治疗细菌性阴道病。

1. 克林霉素口服，每次 300mg，每日 2 次，连用 7 日。

2. 0.75% 甲硝唑阴道凝胶（5g 凝胶含 37.5mg 甲硝唑）局部用药，每日 1 次，连用 5 日。

3. 2% 克林霉素阴道乳膏，每日 1 次，睡前用药，连用 7 日。注意：在使用克林霉素阴道乳膏治疗期间，不建议使用乳胶避孕套避孕，因为药物有可能会减弱乳胶避孕套的作用。

4. 克林霉素阴道栓剂，每次 100mg，睡前用药，连用 3 日。

大多数没有任何症状的细菌性阴道病通常在几个月内自愈，而使用抗生素治疗同时会增加阴道菌群紊乱的风险，还有可能诱发外阴阴道假丝酵母菌病，所以如果是在常规体检中发现了细菌性阴道病，而自己并没有任何不舒服的感觉，通常不需要治疗。如果女性朋友被查出了细菌性阴道病，恰好正要做某些妇科手术，尤其是经阴道的手术，这属于特殊情况，即使没有任何症状也建议治疗。

复发性细菌性阴道病的处理　如果细菌性阴道病经过治疗后症状消失了，就没有必要再去医院复查。但大约 30% 初次治疗有效的女性会在 3 个月内复发，超过 50% 的女性会在 12 个月内复发。如果一年中有超过 3 次复发的情况，可以在医生的指导下长期使用甲硝唑阴道凝胶维持治疗或口服硝基咪唑类药物，连用 7～10 日后继续使用甲硝唑阴道凝胶，每周 2 次，持续 4～6 个月。这种治疗方法也存在弊端，如发生继发性外阴阴道假丝酵母菌病等。克林霉素（不论是口服用药或局部用药）长期使用的安全性和有效性未知，通常不建议作为维持治疗的药物。

为了尽量避免复发，女性朋友需要在生活细节上多注意一些，频繁的性生活容易导致细菌性阴道病反复发作，治疗期间应尽量避免不戴避孕套的情况下同房，月经期应避免使用卫生棉条，以免影响药物的治疗效果。

对了，目前并没有证据证明伴侣治疗会影响细菌性阴道病的复发率或缓解率，说白了就是老公用不用药，和咱们关系不大。

滴虫阴道炎

在滴虫阴道炎的急性感染期，常常有脓性、恶臭的稀薄分泌物排出，同时还可能伴随外阴的灼烧感、瘙痒感以及排尿困难、尿频、下腹痛或性交痛，而且症状有可能会在月经期加重。70% 的受感染女性的男性性伴侣可以检测出阴道毛滴虫，而他们中的大多数并没有任何症状，且常为一过性感染，10 天之内可以自行缓解，他们常常成为传染源。

在滴虫阴道炎的治疗中，最重要的一点是无论有没有症状，男女都要同时治疗。如果一方不治疗，会继续传染给性伴侣，而且有 1/3 的无症状女性会在 6 个月内出现症状，所以不能大意。

滴虫阴道炎主要使用硝基咪唑类药物进行治疗，如甲硝唑、替硝唑。研究显示使用这类药物的治愈率为 90%～95%，其他药物的治愈率小于 50%。

治疗方法很简单，男性治疗与女性相同，只需要单次口服甲硝唑或替硝唑 2g 就可以了。两者治愈率差不多，替硝唑的胃肠道不良反应会小一些，但价格稍贵。

还有一种方案是口服甲硝唑，每次 400～500mg，每日 2 次，连续服用 7 日。因为单次服用剂量少了，所以发生不良反应的风险要小一些。这种方案的缺点在于用药时间较长，中间容易因为遗忘而漏服药物，而且需要禁酒的时间也更长，因此更多人愿意选择前面那种"痛快"点儿的方案。

对于滴虫阴道炎，口服用药的效果明显优于局部用药，甲硝唑阴道凝胶局部用药的治愈率不超过 50%，因此并不推荐。

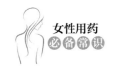
治疗期间的注意事项 治疗期间要避免性生活直到男女双方都完成治疗且没有任何症状，这大约需要 1 周的时间。对那些没有症状的感染者进行单剂量治疗后，男女双方应该避免性生活直到服药至少 7 日以后。

服药期间以及服用甲硝唑之后的 24 小时内或者服用替硝唑后的 72 小时内禁止饮酒，以防发生双硫仑样反应。

再次强调，滴虫阴道炎一定要男女同治，如果性伴侣同时接受治疗并且双方均在完成治疗前避免性生活，那么再次感染的可能性就很低了。

对于滴虫阴道炎，最后嘱咐一句话："乖，听话，有病一起治。"

至此，阴道炎这件事就写得差不多了。所有有症状的阴道炎都建议及时治疗。什么病都是，轻的时候不当回事儿，拖来拖去可能会让你付出更高的代价来解决。没有得到及时治疗的阴道炎，可能会进一步影响其他部位，如继发宫颈炎、子宫内膜炎以及盆腔炎等，妊娠期间的阴道炎还会增加流产的风险。再说了，阴道炎又痒，又有味儿，甚至还会痛，不治疗也会影响到我们的生活质量啊。

关于阴道炎，还有些事儿不得不说，虽然有的可能和用药关系不大，但是和预防阴道炎关系很大。不得阴道炎，自然就没什么药物的事儿了，何乐而不为？

1. 别信各种所谓外阴清洗液宣传的"洗洗更健康"，阴道有自我清洁功能，每天清水清洗外阴，保持外阴干燥即可，不要过度清洗或者灌洗。月经期也要坚持清洗外阴，这才是真正的洗洗更健康。

2. 不要滥用抗生素，以免破坏阴道的正常菌群。

3. 性生活要节制，具体多少次才算节制，这个我没研究过，大家自己掌握吧。

4. 一旦确诊阴道炎，姐妹们就要遵医嘱治疗。如果是滴虫阴道炎，让老公也一起乖乖用药。

5. 选择适合自己的经期用品。卫生巾要勤换，因为病原体最喜欢密闭又潮湿的环境了。

6. 不要天天使用卫生护垫，每天换洗内裤更靠谱。

7. 内裤要选择纯棉、宽松、透气的材质，要用单独的洗衣皂单独清如果患有甲状腺疾病，则需要和医生单独沟通适合自己的补充剂量。

除了需要特殊说明的叶酸和碘之外，其他营养素可以参照孕期方案进行补充，毕竟谁也不知道自己什么时候会怀孕，随时准备着，这样就不用担心孩子突然来临的时候我们的身体却还没有准备好。

其实，除了叶酸之外，其他备孕期需要的营养素都可以在食物中获得，良好的饮食习惯不只会让我们在备孕期和孕期受益，还会让我们体内各类营养素储备得更加充足、平衡，身体更加健康，给我们自身和孩子带来更大的收益。

话说回来，即使是在没有提前服用叶酸的情况下忽然发现自己怀孕了，也不要过于紧张，过去的就让它过去吧，从发现怀孕的那一刻开始，把该补充的营养素补充起来就好了。

备孕期要避开哪些药物

这部分内容要划重点，以下几个药物必要的时候要在心里多默念几遍。目前已知可能会造成出生缺陷的药物有甲氨蝶呤、己烯雌酚、奎宁、沙利度胺、异维 A 酸、利巴韦林等。这些药物在过去的美国食品与药物管理局妊娠期用药等级中被评为 X 级，禁用于孕妇。育龄期女性在使用上述药物期间应该严格避孕。利巴韦林停药至少 6 个月、异维 A 酸停药至少 3 个月后才可以开始备孕。

这些药物中的大多数平时并不常用，如甲氨蝶呤属于化疗药，通常用于恶性肿瘤的治疗；己烯雌酚是雌激素；奎宁是抗疟疾的常用药物；沙利度胺主要用于治疗麻风结节性红斑，真正需要注意的其实是利巴韦林和异维 A 酸。

利巴韦林　这个药物曾经的名字是病毒唑，早些年还曾经被当作预防感冒的药物广泛使用。记得曾经在新闻上看到一个让我非常震惊的事情，有一所幼儿园会每天给小朋友发利巴韦林吃，目的就是"预防感冒"，这太恐怖了。利巴韦林不但没有预防感冒的作用，而且可能带来严重的不良反应。它真正的适应证非常少，日常需要用到的情况也很少。

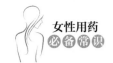
利巴韦林除了对常见的病毒感染没有确切的疗效外，它还有一个非常"致命"的毒性——生殖毒性。美国食品与药物管理局早就对利巴韦林的不良反应发出过警告，它声明"利巴韦林对胎儿有致畸性，即使接触低于治疗剂量百分之一的剂量，也有可能导致胎儿畸形"。国外有些机构规定怀孕中的医务工作者要避免为患者操作利巴韦林雾化吸入。雾化吸入的剂量才多少？而且在旁边站着都不行，这个药物的影响可见有多大。

考虑到利巴韦林的高致畸性和在体内的蓄积性，医生通常建议用过利巴韦林的人，不论男女，都需要在停药之后至少避孕半年以上。同时为了稳妥起见，对于可能怀孕的情况，至少要采取两种以上的避孕方式。

利巴韦林在我国用得还真不少，在我接触过的咨询案例中，凡是涉及病毒感染性疾病的，不论是感冒，还是疱疹性咽峡炎，不论是病毒性肠炎，还是淋巴结肿大，都会出现利巴韦林的身影，但其实它对这些疾病并没有确切的疗效。很多医务工作者曾经在网络上、生活中、媒体上无数次地讲过，备孕期女性一定要远离利巴韦林，因为它带给你的远不是一次不良反应那么简单。

异维A酸　相比于利巴韦林，异维A酸的使用并不广泛，大多用在痤疮的治疗中。有痤疮的姐妹要注意了，如果备孕的同时打算治疗痤疮，需要和医生沟通调整治疗方案。已经使用了此类药物的姐妹需要考虑延迟备孕。以往的建议是口服此类药物需要至少避孕3个月，外用此类药物需要至少避孕1个月。最新研究显示，外用异维A酸对胎儿的影响可以忽略，但是本着稳妥起见的原则，还是建议备孕期的姐妹尽量避免使用这类药物，不论是口服的，还是外用的。如果在不知情的情况下使用了异维A酸，需要找专业人士评估后再确定风险。

对于以上这些药物，有些国家甚至在使用之前还会采取强制性的检验以排除怀孕的情况，这样医生才可以放心大胆地使用这类药物来帮助患者治疗疾病。曾经在一个同行的口中得知，在网络上还有一个和利巴韦林相关的群体，加入这个群体的都是在不知怀孕的情况下使用了利巴韦林的女性。刚加入这个群体的人都怀着焦急的心情，询问各种问题，纠结如何对待腹中的胎儿。少数人冒险生下了孩子，而孩子又很健康，他们会高兴万分地和大家分享好消息，也给其他打算保留孩子的人鼓劲儿。但这毕竟是少数，更多的人最终选择了放弃，毕竟一个不健康的孩子给一个家庭带来的风险是巨大的。关于利巴韦林致畸的概率，目前还没有确切的数据统计，可是如果这件事摆在一对夫妇面前，有谁愿意去冒这个风险，又有谁愿意放弃自己的孩子？这本身就是一道无解的题。

备孕期可以做检查吗

可以，备孕期并非孕期，肚子里还没有宝宝，所以该做的检查可以去做，包括 X 线检查。但是如果不确定自己是否已经怀孕，还是应该和医生说明情况，医生会根据你的身体情况以及病情需要选择更加合适的检查方式。这里需要和姐妹们说的是，超声和 MRI 是没有辐射的，即便是孕期也可以放心进行检查。

备孕期生病怎么办

相对于孕期来说，备孕期用药可以选择的范围还是比较广泛的，不用担心。备孕期常见疾病的处理方法可以参考孕期，因为孕期可以使用的药物，备孕期自然也可以正常使用，所以也会被推荐作为备孕期的首选药物。

高血压患者备孕期该如何选择药物

备孕期的高血压女性可以根据实际情况选用甲基多巴、拉贝洛尔、美托洛尔、氢氯噻嗪、硝苯地平及其缓释制剂等抗高血压药，必要时可以联合使用，现有研究显示这些药物在孕期使用的安全性良好，高血压女性需要在怀孕前 6 个月开始换用上述相对安全的抗高血压药。在用药过程中需要专科医生的指导，不建议患者擅自停药或者更换药物。绝对禁用的抗高血压药有血

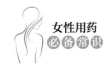

管紧张素转换酶抑制药（ACEI 类，如卡托普利）或血管紧张素 II 受体拮抗药（ARE 类，如氯沙坦）、肾上腺素受体拮抗药（阿利吉仑），这三类药物可以导致胎儿畸形、宫内胎儿死亡等后果，备孕期和孕期女性都要避免使用。

备孕期可以接种疫苗吗

水痘的传染性很强，如果孕妇得了水痘，可能会影响到胎儿。如果孕妇在孕早期或孕中期感染水痘，1% 的胎儿会发生先天性水痘综合征；如果孕妇在临近分娩时感染水痘，可能导致新生儿水痘，病死率高达 30%。所以建议没有得过水痘或带状疱疹且没有接种过相应疫苗的备孕期女性接种水痘 - 带状疱疹疫苗。疫苗需要接种两针，两针需要间隔至少 28 天。

麻腮风疫苗可以预防三类疾病，即麻疹、风疹和腮腺炎。如果孕妇在孕早期感染风疹，可能对胎儿造成灾难性影响，宝宝可能会有 80% ~ 85% 的概率出现先天性风疹综合征，导致耳聋、白内障、心脏病等问题。在我国，大部分育龄期女性在小时候即接种过麻腮风疫苗，接种过之后可以获得终身保护。如果不确定自己小时候是否接种过该疫苗，可以直接接种或者查一下体内是否存在风疹病毒抗体。接种了该疫苗的女性即使孕期感染了风疹，宝宝出现先天性风疹综合征的概率也会明显下降。

水痘 - 带状疱疹疫苗和麻腮风疫苗都属于活疫苗，接种后需要避孕 3 个月。

其他疫苗在备孕期大多可以接种，如流感疫苗、乙肝疫苗、HPV 疫苗等，尤其是流感疫苗，无论女性处于备孕期、孕期还是哺乳期，均建议接种，流感疫苗大概每年 10 月份上市。

备孕期可以看牙吗

孕期口腔环境改变很大，会促使某些致病菌生长，孕期女性容易出现牙龈炎、牙周病、龋齿、牙齿松动等问题，还容易出现口腔感染，而且孕期去看牙会受到很多限制，所以强烈建议姐妹们在备孕期搞定口腔问题。

解救无数胎儿的"全或无"原则

卵子和精子结合后的 2 周内，受精卵还没有着床，在此期间用药对宝宝的影响是"全或无"。"全"指的是全部的影响，最终结局是胚胎死亡，导致自然流产；"无"指的是完全没有任何影响，胚胎继续发育，受到药物的影响可以忽略不计。除了上面提到过的那些严重致畸的药物外，大多数药物符合"全或无"原则，这也是我们在孕早期帮助孕妈妈来评估药物影响用得最多的理论。

很多姐妹表示，我们也不知道卵子和精子什么时候结合呀？怎么判断药物的影响呢？

在月经周期固定的情况下，可以参考最后一次月经来潮时间，通常在最后一次月经第一天往后数 28 天之内，属于"全或无"的范畴，如果女性在此期间服用了药物，但是没有出现任何流血、流产的征兆，那么通常可以松口气了。

在门诊，我遇到过很多类似的情形：女性在不知道自己已经怀孕的情况下服用了某种药物，然后让药师帮忙分析这个孩子的去留。有的时候药师真的会很纠结，因为不可能拿孕妇做药物试验，所以大多数药物是没有过多的孕期使用数据可供参考的，而我们决定去留的是个生命啊！更让我感到纠结的是，很多时候孕妇用药的时间已经超出了"全或无"区间，现有数据显示可能会对胎儿造成影响。有些"糊涂"的孕妇甚至不知道自己最后一次月经来潮的具体时间，也不清楚自己服用药物的名称，面对这样的孕妇，药师简直就和福尔摩斯破案一样。

还有些让人崩溃的时刻，有的姐妹从口袋里掏出一个袋子，里面装着七八个不同的药盒，满怀期待地说："我前几天去国外玩儿的时候拉肚子了，在当地买了些药吃，还有我最近吃了从国外代购的减肥药，我现在怀孕了，

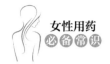

您帮我看看，这个孩子……"

崩溃归崩溃，面对每个信任自己的人，我都会拿出一百分的耐心来帮助她们，但有些情况我确实爱莫能助，选择权最终还是要交给她们自己。

人类本身自然出生的缺陷率为 1%～3%，也就是说即便没有服用任何药物、没有任何特殊情况，仍然会有 1%～3% 的胎儿会出现这样或者那样的问题，这是我们没有办法避免的，但是对于用药这件事，在备孕期，有准备还是比没有准备好。

备孕期用药的注意事项

1. 使用任何药物之前，都应该把自己备孕的需求明确告诉医生或药师，切勿盲目自行用药。

2. 备孕期记录所有服用药物的时间、名称（最好留着药盒）、最后一次月经来潮时间、平时的月经周期，以便在需要评估药物对胎儿的影响时能够尽可能提供详细信息。

3. 若备孕期女性患有诸如甲状腺疾病、高血压、系统性红斑狼疮、癫痫、哮喘等慢性疾病需要长期服药，应及时告知医生或者药师自己的备孕计划以便调整用药方案。所有疾病都应该在备孕期以及稍后的孕期、哺乳期得到妥善的治疗，对于目前正在服用的药物，不要自行停药或减量，因为原有疾病控制得不好，在孕期很可能对孕妇和胎儿造成严重影响。准妈妈和孩子是一体的，准妈妈好，孩子才能更好。

4. 不要使用任何来源不明、成分不明的药物。

5. 生病了不要试图硬扛过去，绝大部分药物在备孕期可以安全使用。身体好，才能以更好的状态迎接新生命的到来。

备孕期的用药问题就说到这里，如果你已经准备好了，那咱们就进入下个阶段啦！

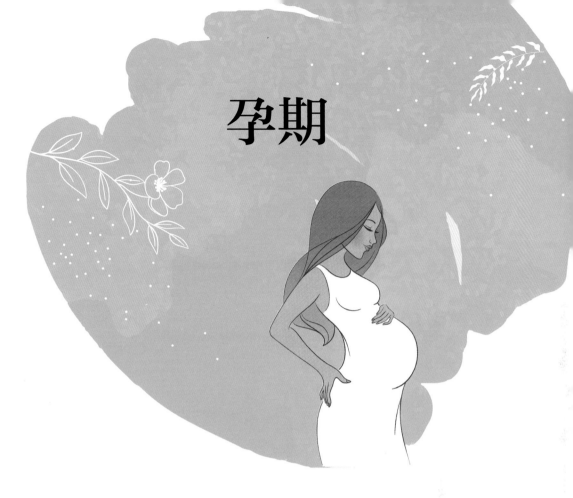

孕期

当验孕棒上"两道杠"出现的那一刹那，你的心情会如何？我体验过两次，第一次的时候才二十几岁，很兴奋，但更多的是紧张，自从测出"两道杠"之后，我就连晚上睡觉翻身都会小心翼翼。第二次是三十几岁，心态明显成熟了不少，也淡定了些许，但喜悦的心情仍然是无法用语言描述的。老话常说"怀孕期间吃好、喝好、心情好，孩子身体自然好，而且生出来之后还特别好带"。"吃好、喝好、心情好"说起来很简单，就这么七个字，有什么难的？但只有经历过的人才会知道，真正要做到位并不容易。

孕期营养素补充

叶酸　在备孕期，我们已经说过了叶酸的重要性，整个孕期建议每天摄

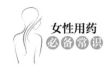
入叶酸 600μg。食物中的叶酸不稳定，所以需要通过额外的叶酸片或者复合维生素来补充叶酸。大多数孕期复合维生素里面的叶酸含量为 800μg，且长期补充 1mg 以内的叶酸是安全的，所以不用担心过量的问题。原则上叶酸的补充要至少覆盖怀孕的头三个月，但其实整个孕期都可以补充，特殊人群的叶酸补充剂量应该遵医嘱。

钙 骨骼和牙齿的强壮依赖于体内钙元素的充足，其重要性不言而喻。孕早期准妈妈每天钙的推荐摄入量是 800mg，这和平时没什么差别，因为正常成年人每天钙的推荐摄入量也是 800mg。孕中期和孕晚期钙的推荐摄入量为 1 000mg。

钙在食物中的主要来源是奶制品，普通纯牛奶一盒大概含钙 250mg，酸奶、奶酪等其他奶制品的钙含量也很高。如果孕妇可以做到饮食均衡，但却不喜欢奶制品，也可以单独吃钙片。一般建议首选碳酸钙，因为碳酸钙的含钙量有 40%，是所有钙产品中含量最高的。但是碳酸钙并不适合本身有便秘的人群，因为它可能会加重便秘，这类人群可以考虑换成液体钙。

选择补钙产品的时候我们不能单看外包装上写着的含量，而是要关注后面括号里面写着的"相当于多少钙"。比如葡萄糖酸钙片 500mg，仅相当于钙 45mg，而这个 45mg 才是我们实际补充的钙量。不用担心钙过量的问题，通常每天的钙摄入量只要不超过 2 500mg，那就是安全的。

铁 铁对胎儿的生长发育和母体健康都非常重要，女性在孕期很容易缺铁，进而引发缺铁性贫血，所以尤其需要注意补充铁元素。孕早期、孕中期、孕晚期推荐每日铁的摄入量分别是 20mg、24mg、29mg，其实也不用分得那么细，平均下来每天补充 27mg 铁元素就可以了。世界卫生组织建议铁的每日摄入量为 30～60mg，比国内的推荐量要高，这也是一些复合营养补充剂中铁含量为 60mg 的原因。虽然剂量高一些，但也在安全范围内，可以放心服用。

这个推荐量的前提是孕妈妈本身不缺铁，如果孕妈妈已经存在缺铁性贫血，则要考虑加量补充。如果血常规中的血红蛋白＞110g/L，但是血清铁蛋白＜30μg/L，应补充元素铁 60mg/d；如果血常规中的血红蛋白＜110g/L，且被医生确诊为缺铁性贫血，那么应补充元素铁 100～200mg/d。

需要注意的是，每当拿到一款铁剂，一定要看后面标注的元素铁含量，这才是真正的补充剂量。例如一款硫酸亚铁片剂的含量为 300mg，其中的元素铁只有 60mg。

孕妈妈平时可以吃一些含铁丰富的食物，尤其是红肉类食物（如牛肉、羊肉、猪肉等）和绿叶蔬菜（如菠菜、荠菜、油菜等），肉中的铁比蔬菜中的铁更容易被人体吸收利用。血肠和动物肝脏的含铁量也很丰富，但是食用血肠要注意其安全性和卫生情况，动物肝脏不适合过多食用，有重金属超标、维生素 A 过量的风险。

碘　碘的重要性在备孕期已经讲过了，缺碘可导致准妈妈甲状腺功能异常，还可能造成流产、早产、胎儿宫内窘迫、低体重儿、死胎，以及出生后婴儿死亡率增加等后果。如果孕期严重缺碘，生出来的孩子出现呆小症的概率也会增加。呆小症大家可能不太了解，这种孩子通常表现为长期智力低下、聋哑症以及动作僵硬等。

孕期每天应确保摄入至少 230μg 碘，按照成人每天摄入 6 克含碘盐来计算，其中含碘 120～180μg，每周再吃 1～2 次富含碘的海产品，如海带、紫菜、海鱼等基本就可以满足孕期人体对于碘元素的需要，不足的部分可以通过复合维生素补足。虽然碘很重要，但是并不建议过量补充，如果孕期和哺乳期每天摄入的碘超过 500μg，有证据显示会增加胎儿甲状腺功能减退的风险。

维生素 A　维生素 A 对于维持眼睛和皮肤的健康具有重要作用，它还可以改善夜盲症、皮肤粗糙等状况，有助于身体免受自由基的伤害。通常复合维生素中的维生素 A 含量是预防剂量，不会有过量的风险。但是我们还有考虑饮食的问题，如 100g 猪肝含有维生素 A 约 5 000μg，而孕期可耐受的每日维生素 A 摄入最高限量是 3 000μg。所以，如果孕妈妈既往喜欢吃动物肝脏类食物，那在孕期一定要少吃，一周最好不超过一次，以免造成摄入过量。孕早期推荐的每日维生素 A 摄入量为 700μg，孕中期、孕晚期推荐的每日维生素 A 摄入量为 770μg。

维生素 D　维生素 D 可以促进钙的吸收，它在食物中含量很少，可以通过晒太阳和口服维生素 D 补充剂来补充。孕期维生素 D 的推荐摄入量为每

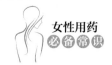
天 400IU，如果本身存在维生素 D 缺乏的问题则要加量补充。维生素 D 的中毒剂量也很高，所以不需要担心过量补充导致中毒的问题。通过晒太阳来补充维生素 D 现在还有争议，因为涂抹防晒霜晒太阳或者隔着玻璃晒太阳对于补充维生素 D 并没有作用，但是如果不采取上述措施，过强的紫外线会对皮肤造成伤害，再加上通过晒太阳补充维生素 D 无法量化，所以更推荐通过营养补充剂来补充维生素 D。

DHA　DHA 对胎儿大脑和视神经的发育具有重要作用，孕期 DHA 和 EPA 的每日适宜摄入总量为 250mg，其中 DHA 至少 200mg，但从我国的饮食习惯来看，很多女性孕期的饮食很难满足 DHA 和 EPA 的需要量。最新的调查显示，目前中国成年人每天摄入的 DHA 和 EPA 总量平均为 37.6mg，远低于 250mg 的推荐量。

食物中的 DHA 主要来自鱼类，如果孕期每周可以吃鱼 2～3 次，且有 1 次以上为富含脂肪的海鱼，那么基本可以满足 DHA 的需求。考虑到环境污染，海鱼并不是吃得越多越好，可以选择一些高 DHA 低重金属的鱼类，如三文鱼、鳕鱼、海鲶鱼等。其中三文鱼和秋刀鱼 DHA 含量较高，一周吃 1～2 次，每次 100g 左右，基本就能满足一周的 DHA 需求了。美国食品与药物管理局提到需要避免食用汞含量较高的鱼类，因为汞会损害胎儿的大脑、神经系统和肾脏，如大耳马鲛、鲨鱼、剑鱼、墨西哥湾方头鱼、红罗非鱼、大眼金枪鱼等。这类鱼其实在我们平时逛的市场、超市中很少见到，大家多注意一些就好。

如果没有吃鱼的习惯，孕期应该选择合适的 DHA 补充剂，至少满足每天 200～300mg 的摄入量，每日摄入上限为 1 000mg。

如何选择孕期营养补充剂

我遇到的很多孕妈妈给予了我极大的信任，这让我非常感动，当我为她们分析孕期的营养素时，很多人会和我说："干脆您推荐一款复合维生素给我得了，您怀孕的时候吃什么，我就吃什么，肯定没问题。"

不过，我们毕竟不是一家人，吃的东西不一样，而且就算是一家人，不同的饮食喜好也会造成营养素摄入的差别，所以复合营养补充剂的推荐不可以千篇一律，更不建议照着"抄作业"。其实市面上常见的复合营养补充剂并没有好坏之分，适合自己的才是最好的。

假如孕妈妈平时特别不喜欢奶制品，那么就要选择含钙量高的产品，具体多少合适？需要的量我刚才也说了，您根据日常饮食摄入量来补充不足的部分就好了。假如家里的盐是不含碘的，就需要选择额外含碘的产品。假如平时红肉类食物吃得不多，就需要选择含铁量高的产品。假如平时鱼吃得少，就需要选择含有 DHA 的产品，或者单独补充 DHA。

现在，我将常见营养素在孕期的推荐剂量以及可耐受最高剂量和大家分享一下。额外提醒一下，可耐受最高剂量并不代表中毒剂量，一些复合营养补充剂中铁含量比可耐受最高剂量还要高，不要慌，这其实也是安全的，只不过更加适合缺铁的人群来选用。但是含铁较高的产品也许会引起胃部不适，孕早期孕吐严重的女性通要慎重选择。

孕期常见营养素的每日推荐剂量及可耐受最高剂量

营养素	每日推荐剂量	每日可耐受最高剂量
脂溶性维生素		
维生素 A	700 ~ 770μg	3 000μg
维生素 D	400IU	2 000IU
维生素 E	14mg	700mg
维生素 K	80μg	缺少数据
水溶性维生素		
维生素 C	100 ~ 115mg	2 000mg
维生素 B_1	1.2 ~ 1.5mg	缺少数据
维生素 B_2	1.2 ~ 1.5mg	缺少数据
烟酸	12mg	35mg
维生素 B_6	2.2mg	60mg

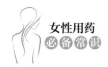
营养素	每日推荐剂量	每日可耐受最高剂量
叶酸	600μg	1 000μg
维生素 B_{12}	2.9μg	缺少数据
矿物质		
钙	800～1 000mg	2 000mg
磷	720mg	3 500mg
铁	20～29mg	40mg
锌	9.5mg	40mg
碘	230μg	600μg
硒	65μg	400μg

再次和大家强调，复合营养补充剂中所有营养素的补充剂量都是预防剂量，不需要担心过量以及不良反应的问题，而且严格来说这些也不能算作药物。真正的药物才是让我们担心的，不过有时候还真是怕啥来啥，谁能保证自己十月怀胎不生病？一旦生病了怎么办？硬扛？千万别！

孕期常见疾病及用药

下面，我们就来聊聊孕期常见疾病以及用药问题。

美国食品与药物管理局根据动物试验和在临床上观察到的药物对胎儿致畸的影响，将药物分为 A、B、C、D、X 五级。

A 级：对妊娠女性做过足够和良好的对照研究，显示在妊娠的前三个月对胎儿没有危害，也不会对妊娠后期造成任何危害。仅有极少药物属于该类。

B 级：分两种情况。第一种情况，对妊娠女性没有做过足够和良好的对照研究，同时动物试验没有发现任何对于胚胎的危害；第二种情况，动物试验显示的危害没有得到在足够妊娠女性中进行的研究结果的证实。分到 B 类的药物通常属于第一种情况。

C级：对妊娠女性没有做过足够和良好的对照研究，但是动物试验显示了对于胚胎的损伤；或没有任何关于妊娠女性的研究或动物试验，但是用药带来的利益可能会大于潜在的风险。

D级：没有明确证据显示对于胎儿造成损伤，对于具有严重疾病而缺乏更安全的药物来治疗时利益可能会大于风险。

X级：有明确证据显示药物引起胎儿异常，对妊娠女性或有妊娠可能的女性，风险超过了任何潜在的利益。

当然，这个分级在学术界目前已经不怎么用了，原因是这种分类方式比较粗糙，具体药物需要具体评估。但对于老百姓来说，这种分类方法相对通俗易懂，大家可以理解、掌握。如果有特殊需求，可以下载专业软件进行查询，但是如果没有特殊需求，真的没必要费这个力气，因为我会把孕期常见疾病的家庭用药方案讲给你听，咱们开始吧。

感冒 感冒是日常生活中比较常见的疾病，感冒药以前吃也就吃了，怀孕期间千万不要吃，因为里面的成分太复杂了。咱们从市面上随便选择十种感冒药，其中的成分可能都有所不同，而且越是成分复杂的药物，就会存在越多的不确定性。你知道吗，其实感冒是一种不用吃药也会自己好起来的疾病，以前我们服用感冒药，是为了让自己舒服一些，如缓解头痛和鼻塞等不适，而且吃了感冒药之后人会昏昏欲睡，好好睡一觉，醒来自然会精神百倍。过了几天，感冒自己就好了，而这些功劳不能全归功于感冒药。

怀孕期间感冒了，可以通过其他方法来缓解症状，让自己不那么难受，只不过不建议选择感冒药。我们建议在孕期选择更安全的、单一成分的药物，如对乙酰氨基酚，这是感冒药中非常重要的成分，它可以帮助我们缓解发热和疼痛的症状，但是安全性却比感冒药高出很多。能解决问题，又不用承担风险，何乐而不为呢？购买的时候，要注意选择单一成分的对乙酰氨基酚，因为市面上还有很多含有对乙酰氨基酚的复方制剂，本质上也是复方感冒药。另外，如果鼻塞、流鼻涕了，可以使用生理性海水鼻腔喷雾，这种喷雾不含药物成分，鼻子不舒服的时候可以拿来喷一喷。当然了，孕妈妈还要多休息，饮食清淡一些，多呼吸新鲜空气，过几天感冒就会自愈了。

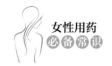
记住啊，发热、头痛、喉咙痛、浑身酸痛，都可以用对乙酰氨基酚缓解症状，也就是说它可以解决"热"和"痛"的问题，所以对乙酰氨基酚还有个名字叫扑热息痛。但是发热和疼痛终归是有原因的，如果用药超过 3 天仍不退热，或者没到 3 天但有特殊不适症状出现，就不要硬撑着等待自愈了，稳妥起见还是需要去医院找医生评估病情。

咳嗽 很多准妈妈表示，咳嗽这件事太闹心了。一咳嗽腹部就会用力，真担心会对胎儿造成什么影响。其实胎儿没有那么脆弱啦，而且咳嗽本身有利于呼吸道中病原体以及痰液的排出，是人体的一种自我保护机制，有利于疾病的恢复。如果是因为嗓子痒而引起的咳嗽，可以用生理盐水漱口、漱喉咙，漱口的时候头部可以微微向后仰，使生理盐水充分接触喉咙，这样能够起到杀菌、抗炎、止痒的效果，生理盐水很安全，注意不要呛到就好。如果准妈妈喉咙痛，也可以用这个方法来缓解。

对于频繁的刺激性干咳，尤其是夜间咳嗽影响到睡眠的时候，可以偶尔使用 2～5mL 的蜂蜜来止咳，注意是蜂蜜而不是蜂蜜水。蜂蜜有类似止咳糖浆的效果，其成分又很安全，不用担心对胎儿造成不良影响。但蜂蜜一次不要吃太多，也不要频繁食用，因为蜂蜜含糖量很高，吃多了会引起胃部不适，还会影响到食欲。

不建议准妈妈服用止咳药，止咳药成分复杂，有些成分不利于胎儿的健康。大家也不要认为中药就是安全的，中药对胎儿的影响有着很多的不确定性，不要轻易冒险尝试，如市面上常见的复方甘草片，除了甘草之外还添加了阿片粉或罂粟果提取物，具有成瘾性，即便服用剂量不大，也不适合孕期使用。另外，止咳药还可能妨碍排痰，咳嗽止住了，痰怎么排出来？可见自行服用止咳药反而不利于疾病的恢复。

假如咳嗽长时间不见好转甚至有加重的趋势，或咳嗽伴发热超过 3 天，或者出现了任何让你心里没底的症状，如喘息、憋闷、呼吸困难等，就需要去医院找医生评估咳嗽的原因。如果是感染因素引起的咳嗽，需要使用抗生素，如细菌感染可以选择青霉素类或者头孢类抗生素，支原体感染可以选择阿奇霉素、红霉素；如果是过敏因素引起的咳嗽，可以选择抗过敏药物，如氯雷他定或者西替利嗪，当然对于这类情况在用药的同时也要尽量避开过敏原。如果咳嗽伴随喘息症状，则需要在医生的指导下使用平喘药物，通常会首选雾化用药。以上的药物对胎儿相对安全，可以在医生权衡利弊之下使用。总之，不论什么原因引发的咳嗽，医生总会有办法帮助我们应对，但首先要找到原因，而不是硬扛过去。

此外，我们可以采取一些方法来缓解咳嗽的症状，咳嗽的时候应该适当增加液体的摄入，这样做可以帮助稀释痰液，促进痰液排出；房间内如果比较干燥，可以打开加湿器，湿度控制在 50% ~ 55%，加湿器要每天清洗，最好用纯净水加湿；在空气情况较好的前提下，室内要勤通风，准妈妈也应该多到户外走走，呼吸新鲜空气。

腹泻 常见的腹泻原因有两种，即消化不良和胃肠炎。消化不良的症状较轻，同时可能伴随着腹部胀气、食欲减退以及大便中有未消化的食物残渣等，但通常不发热，也不会有明显的不适表现，腹泻不严重。对于消化不良，我们只要注意饮食调节就好了，如少食多餐、饮食清淡，同时注意休息。必要的时候也可以服用一些益生菌来调节肠道菌群，像含有双歧杆菌和乳杆菌的益生菌。益生菌基本不被人体吸收，只是起到调节肠道菌群的作用，多余的会排出体外，短期使用十分安全。

如果腹泻严重，呈水样便，甚至伴随腹痛和发热，就要警惕胃肠炎的可能性，需要及时就医。对于胃肠炎引起的发热，建议首选成分单一的对乙酰氨基酚，腹泻可以口服蒙脱石散。蒙脱石散是一种物理性止泻药，主要通过吸附的原理来缓解腹泻，腹泻严重时可供选择，孕期使用相对安全。等到大便成形就要停用，否则可能引起便秘。

由于肠道和子宫的位置很近，腹泻会造成肠道痉挛，进而引起子宫收缩，所以严重的腹泻有诱发流产或者早产的风险。如果出现严重腹痛、阴道流血，或者腹泻超过两天不见缓解以及任何其他心里没底的症状，需要及时去医院找医生评估病情。

腹泻的同时如果伴随呕吐，有脱水风险，可以小口勤喝口服补液盐 Ⅲ 来补充电解质，这样做可以降低脱水的风险，也能缩短病程。口服补液盐 Ⅲ 中含有人体需要的电解质，不存在药物成分，只要按照比例调配后正常剂量服用就是非常安全的。

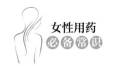
荨麻疹　怀孕期间出现荨麻疹等过敏症状，首选二代抗组胺药物氯雷他定或者西替利嗪。如果皮肤表面痒得厉害，可以外涂炉甘石洗剂来止痒。

湿疹　孕期湿疹首先要做好保湿工作，应该厚抹、勤抹低敏保湿产品。不要选择轻薄的乳液，要选择质地稠厚的膏或霜；不要选择成分过于复杂的湿疹膏或者中成药湿疹膏。在做好保湿工作的基础上，如果湿疹还是没有得到很好的控制，可以涂抹一些弱效激素类药膏，如含量为 0.05% 的地奈德乳膏，或者丁酸氢化可的松乳膏。这类激素小面积涂抹于皮肤表面全身吸收量非常少，所以不用担心会给胎儿带来不利影响。如果湿疹严重到影响生活及睡眠，那同样会影响胎儿，所以不要一看到"激素"二字就抗拒。如果湿疹控制不好，会使原来的湿疹面积增大，本来只需要涂抹少量药膏就可以解决的问题，置之不理的后果是可能需要涂抹更多的药物来解决，真的是得不偿失。

脚气　怀孕期间脚气发作，建议选择安全系数较大的药膏，如硝酸咪康唑乳膏或者克霉唑软膏。市面上还有一种成分为酮康唑的乳膏，它在孕期的安全性数据不如硝酸咪康唑乳膏充分，通常不作为首选。这里提醒大家的是，一定要按照药品说明书中的用法用量以及疗程用药，脚气是一种特别容易反复发作的疾病，所以通常疗程较长，不要因为担心对胎儿有影响就擅自减量或者缩短药物使用时间。脚气反复发作之后，总体摄入的药量反而会增加。家里如果还有其他人有脚气，需要一起按疗程治疗，否则自己治好了之后还是可能会因为家人而再次感染。

过敏性鼻炎　过敏性鼻炎患者在孕期最好能随身携带一瓶生理性海水鼻腔喷雾，鼻子不舒服的时候可以随时拿出来喷一下。这种鼻腔喷雾不含药物成分，可以帮我们及时冲刷掉鼻腔内的分泌物以及过敏原，减轻打喷嚏、流鼻涕、鼻塞的症状。如果单用生理性海水鼻腔喷雾症状控制不佳，首选方案是激素喷鼻。在怀孕之前使用的鼻用激素，孕期可以继续使用。鼻用激素中的激素含量特别低，对胎儿的影响可以忽略。假如你一直不停地打喷嚏，想象一下你的宝宝在肚子里会不会受到惊吓？这虽然是个玩笑，但是该用药的时候，咱们千万别硬扛着。

如果以往没用过激素，可以首选糠酸莫米松、糠酸氟替卡松，它们属于二代鼻用激素，不良反应相比同类产品会更低一些。

便秘、痔疮 怀孕了，很多以往再简单不过的事情也会给你带来巨大的困扰，比如大便。怀孕期间便秘很常见，发生率为 11%～38%，这是由怀孕时的种种生理特点决定的，别担心，大多数女性生完孩子之后便秘的情况就会自然好转。对于便秘，我们要先从生活习惯入手改善，如适当增加膳食纤维的摄入，适当运动，养成良好的排便习惯等。如果上述方法并不管用，也别担心，咱们有药可用——乳果糖，这是一种渗透性泻药，不被人体吸收，不吸收就不用担心对胎儿有影响。乳果糖不会引起血糖波动，甚至连乳糖不耐受的人群也可以放心使用。

说到便秘就不能不提痔疮。孕期痔疮可以使用复方角菜酸酯，它是从海藻中提取出来的物质，有润滑作用，会让大便更容易排出。它还含二氧化钛和氧化锌，可以止痒、减轻充血和炎症，还能促进伤口愈合。在剂型方面，有乳膏，也有栓剂，内痔可以用栓剂，外痔可以用乳膏，混合痔可以两者搭配使用。这种药物在怀孕期间使用的安全性较好。

怀孕期间应该禁止使用含有麝香成分的中药栓剂及乳膏，通常也不推荐使用润滑类泻药（如开塞露），因为这类药物有增加流产和早产的潜在风险，如有必要，使用前需要咨询医生。

阴道炎 孕期女性体内雌激素、孕激素分泌明显增加，再加上阴道内糖原合成增加、分泌物增多、阴道酸碱度改变以及自身免疫抑制等原因，感染阴道炎的概率会大大提高。有些准妈妈担心孕期用药会对胎儿造成影响，宁可忍着也不愿意用药。

其实，在孕期发生的阴道炎是不能硬扛的，它除了引发瘙痒、异味等问题外，还可能引起绒毛膜羊膜炎、胎膜早破，进而诱发流产或者早产，增加低体重儿的出生率，引发产褥期感染以及母婴垂直传播等一系列问题，所以一定要重视孕期阴道炎并及时治疗。

研究发现，孕晚期 25%～30% 的女性可在阴道分泌物中找到假丝酵母菌，由其引起的阴道炎称为外阴阴道假丝酵母菌病。其中 70%～85% 可传染给新生儿。常用的治疗药物有阴道局部使用的咪康唑和克霉唑。用法用量可以参考阴道炎的相关内容。孕期能用外用药物治疗的，一般不建议用口服药物治疗，如氟康唑，局部用药全身吸收量少，更加安全。

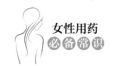
孕期细菌性阴道病的发病率为 10% ～ 30%，它可能带来的危害包括自然流产、早产、足月前胎膜早破、绒毛膜羊膜炎、产后子宫内膜炎、剖宫产后切口感染，并有可能对胎儿及新生儿产生不利影响。因此，不管有没有症状，都需要对细菌性阴道病进行常规筛查和治疗，尤其是对于一些有胎膜早破和早产史的高危孕妇。细菌性阴道病通常首选甲硝唑进行治疗，每次400 ～ 500mg 口服，每日 2 次，连续使用 5 ～ 7 日。

孕期滴虫阴道炎的治疗首选甲硝唑，这种硝基咪唑类药物是目前已知的唯一可有效治疗滴虫感染的药物。可以选择甲硝唑 2g，一次性口服，或者甲硝唑 400 ～ 500mg 口服，每日 2 次，连服 7 日。滴虫阴道炎经常合并其他部位的滴虫感染，所以不推荐局部用药。此外，性伴侣应同时治疗，治愈前要禁止性生活。

孕期是否推荐甲硝唑治疗一直存在争议，国内厂家在甲硝唑的药品说明书中均标注为"孕期禁用"。但其在美国食品与药物管理局的药物妊娠分级中为 B 级，属于衡量利弊可以安全选用的药物。其实很多药物在说明书中"孕期哺乳期"部分都会标注禁用或者慎用，这其中存在厂家为了规避风险的因素。很多准妈妈看到"孕期禁用"就会产生顾虑，往往会选择不用药物硬扛过去。其实甲硝唑是一种很经典的药物，通常越经典的药物，其使用的安全数据也越充分，孕期使用正常剂量的甲硝唑整体安全性良好，比起阴道炎本身会引起的那些严重情况，积极治疗的收益是明显大于风险的。

对于以上所有孕期阴道炎，不同国家的指南在药物使用剂量和频率上会略有差别，但总的来说在品种的选择上相对一致。治疗阴道炎的药物大多属于处方药，这里不建议大家自行诊断、用药，而是应该在医生明确诊断和指导下用药。

衣原体感染　感染衣原体后（包括孕期感染）多数患者无症状，病原体多为沙眼衣原体。但是孕期感染，可能引起流产、早产、胎膜早破、死产、低体重儿、新生儿结膜炎、新生儿肺炎甚至新生儿死亡，产后子宫内膜炎的发生率也会增高。很多学者提出孕妇在孕 36 周时应该常规进行沙眼衣原体筛查。孕中期、多次妊娠及低龄妊娠是感染衣原体的高危因素。

美国疾病预防控制中心推荐的首选治疗方案如下：红霉素，每次 500mg

口服，每日 4 次，连续使用 7 日；或红霉素，每次 250mg 口服，每日 4 次，连续使用 14 日；或琥珀酸乙酯红霉素，每次 800mg 口服，每日 4 次，连续使用 7 日；或琥珀酸乙酯红霉素，每次 400mg 口服，每日 4 次，连续使用 14 日；或阿莫西林，每次 500mg 口服，每日 3 次，连续使用 7～10 日。

支原体感染　孕期泌尿生殖系支原体感染可以引起胎儿感染、绒毛膜羊膜炎、胎儿宫内生长受限、流产、早产、胎膜早破、新生儿肺炎等。其中解脲支原体和人型支原体是最常出现以及引起母婴感染发病的病原体。治疗解脲支原体感染首选红霉素 500mg，每日 4 次，连续使用 7～14 日；或阿奇霉素 500mg，每日 1 次，连续使用 3 日；或罗红霉素 150mg，每日 2 次，连续使用 7 日。治疗人型支原体感染首选克林霉素 0.3g，每日 3 次，连续使用 7～10 日。

关于孕期常见疾病以及药物使用，最后还是想和大家强调一下：生病不能硬扛，否则后果可能很严重。药物风险可控，很多药物在孕期可以安全使用，听医生的话，该用药的时候就用药，不用担心。

孕期常见检查

刚刚我们说了孕期生病和用药的问题，医生要诊断疾病，往往会让准妈妈做一些检查，那怀孕了还能做检查吗？有辐射的检查是不是坚决不能做呢？

事实上，在有必要的前提下，超声、磁共振（MRI）通常是优先考虑的检查手段。因为这两种检查均没有辐射。在必要的时候，单次或者低剂量的带有辐射的影像学检查也是安全的。

现有研究显示，用于诊断的 X 线、CT 等检查手段，其辐射剂量通常小于那些已经报道的胎儿致畸剂量，所以接受单次辐射性影像学检查不是终止妊娠的指征。但如果胎儿辐射暴露剂量过高，则需要医生结合孕周和暴露剂量综合分析其风险。

孕妇接受辐射性影像学检查时，要尽可能缩短暴露时间，并考虑加用合

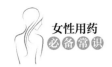

适的防护装备、调整设备参数，进一步降低辐射暴露剂量，这些医生都会帮你考虑，你只需要在面诊的时候第一时间告诉医生你已经怀孕的情况。总之，针对孕妇的所有检查，都是医生在权衡了利弊之后谨慎作出的决策，大家作为非专业人士，在这个时候还是应该相信医生。

孕期口腔问题的处理

我们再来说一下孕期看牙的问题。在备孕期部分，我建议大家最好提前处理口腔问题，那如果孕期出现了龋齿之类的情况，我们能去看牙吗？

美国妇产科医生协会曾经向妇产科医生发布过关于孕妇口腔健康指导意见，提出口腔健康可以减少母婴之间的致龋菌传播，所以在首次产检的时候就要安排患者进行口腔检查，而且明确指出，在孕期进行口腔预防、诊断和治疗，包括拍摄 X 线片（在腹部和甲状腺得到保护的前提下），以及进行局部麻醉都是安全的。当出现需要立即治疗的口腔问题时，在孕期的任何阶段都可以进行拔牙、根管治疗、充填未经治疗的龋洞等，因为延误治疗可能带来更加复杂和严重的问题。同时孕妇要提高定期口腔保健的意识，包括少吃甜食和饮料、每天刷牙两次、用含氟牙膏、每天用一次牙线、每年看两次牙医等。

相比之下，国内的口腔科医生往往更加保守一些，但是如果出现了确实需要及时处理的口腔问题，医生还是会在与患者充分沟通并获得知情同意的情况下进行必要的治疗。如果你还觉得口腔问题是小事，那真的是错了，我就遇到过因为牙齿发炎在家硬扛，最后因为高热导致流产的情况。

孕期用药原则

1. 可用可不用的情况下不用药。
2. 不要擅自用药，要在专业人士的指导下用药。

3. 优先选择单独成分的药物，尽量避免选择复方制剂。

4. 不要因为使用过药物就轻易地放弃一个孩子，必要时可以向专业人士寻求帮助。

在这篇文章的最后，我们聊个轻松一点儿的话题，相信很多女性会有喝咖啡的习惯，那么怀孕了还可以喝咖啡吗？

我有个闺密一直想要二胎，她内心最大的阻碍就是咖啡。怀老大期间据说每天魂牵梦绕的就是咖啡，那种滋味儿她表示不想再来一遍。其实，最新的研究显示，准妈妈是可以喝咖啡的，但是要限制每天的咖啡因摄入量不超过 200mg。一杯普通杯咖啡（大概 235mL）含咖啡因 100 ~ 150mg，也就是说我们每天喝咖啡不超过 350mL 就可以了，如果喝的是超浓缩咖啡，还要在此基础上减量哦。

和咖啡一样，同样也没有证据显示烫发、染发、做指甲、化妆等会对胎儿造成伤害，当然这是在产品质量合格的前提下。我们需要知道的是，怀孕了并非一定要过苦行僧一样的生活，一切可以让我们心情变得好起来的事情都可以做，前提是控制量和次数，以及选择正规、靠谱的产品。

除了心情舒畅之外，我希望大家在整个孕期吃嘛嘛香，啥毛病没有，生个健健康康的宝宝。

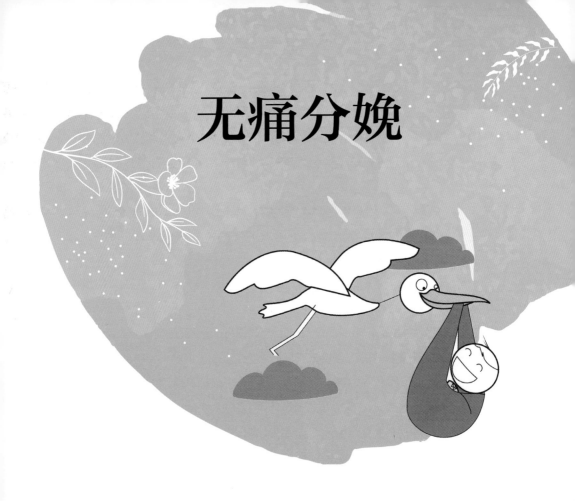

无痛分娩

关于生孩子的疼痛程度，有人形容是"像断了十二根肋骨那么痛"，还有人说是"小腹爆炸痛"，更有人将其形容为"被人用大锤抡小腹，抡了八小时"。仅有极少数人表示生孩子其实不怎么痛。根据国外的统计数据显示，大约有 1% 的幸运产妇感觉生孩子不太痛，这个概率比自然出生缺陷率还低。生孩子到底有多痛？很遗憾，我没感受过，我的两个孩子都是剖宫产出生的。但这并不代表我没痛过，一样很痛啊！孩子出生后，肚子上的刀口给我带来的问题也很多，除了大家能想到的恢复慢、出血时间长、疼痛持续时间长外，第二次开腹的时候医生对我说："有粘连"，没等我在手术台上酝酿完悲伤的情绪，她马上又补充说："这次手术之后粘连会更严重……"好吧，我承认这个医生是我的朋友，她可能高估了我的心理承受能力。不止这些，怀老二的时候我特别担心受精卵会着床在子宫的瘢痕上，医学上称为瘢痕妊娠，通常结局不太好。生完了，你以为这个瘢痕就没事儿了？并不是，在最近几年的体检中我发现瘢痕处有了瘢痕憩室，就是瘢痕处多出一个"小房子"，直接的后果就是经期延长，淋漓不尽。很多时候我会想，如果当初生孩子的时候能够进行无痛分娩，我的世界可能会更加美好。过去不能重来，但我可以把这部分内容整理出来分享给如今的你们，让你们的世界变得更加美好。

减轻分娩疼痛的方法包括非药物性镇痛和药物性镇痛两大类。

非药物性镇痛包括精神安慰法、呼吸法、水中分娩等，听上去并不十分管用的样子，优点是对产程和胎儿无影响。

药物性镇痛包括笑气吸入法、肌注镇痛药物法、椎管内分娩镇痛法等。椎管内分娩镇痛法是迄今为止所有分娩镇痛方法中镇痛效果最确切的，我们常说的"无痛分娩"就属于这种。

无痛分娩可以维护产妇的尊严。如果你们进过一次产房，准保终身难忘。看我说得这么热闹，其实我也仅在实习期间进去过一次，对，就那么一次经历，直接导致我后来在生孩子的时候果断选择了剖宫产。

我有个小姨，天生乐天派，平时总是笑呵呵的，天大的事儿也没见她怎么犯过愁。但据我妈说，在她生孩子的时候痛得满走廊走，苦苦央求医生给她进行剖宫产，甚至威胁说再不给她剖，她自己就去触电门。都说产房里的助产士是心最"狠"的，这话一点儿也不假，我小姨最后还是顺产了，而且后面恢复得非常快，毕竟挨一刀也不见得是什么好事儿，所以后来小姨还十分感谢那位坚持原则的助产士。在以前的产房里，几乎所有的女人都是没有尊严的。

无痛分娩可以避免缺氧。生孩子的时候，宫缩会引起剧烈的疼痛，产妇的身体处于一种快速新陈代谢和应激状态，很容易发生缺氧。无痛分娩可以减轻疼痛，从而避免缺氧的风险。

无痛分娩可以让生孩子更加顺利。很多产妇因为宫缩时剧烈的疼痛而导致情绪失控，就像我小姨一样来回折腾耗费了很多体力，等到真正该用力生孩子的时候却再也使不出劲儿了，这样会让胎儿娩出的时间延长，增加风险。无痛分娩减轻了疼痛，可以最大程度地保存产妇的体力。

无痛分娩可以降低剖宫产率。很多人选择剖宫产，一方面是觉得生孩子

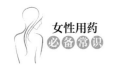

太痛了，另一方面是担心最后还是要转成剖宫产，我们将其称为"遭二茬罪"。在以前没有无痛分娩的时候，"顺转剖"大部分属于紧急情况，有的时候麻醉药劲儿还没完全上来就已经开始手术了，脑补一下那个场面，真是想想都痛。如果采用无痛分娩，就算顺产不顺利后期需要"顺转剖"，也不需要再在腰上打一针麻醉药，不存在"遭二茬罪"的情况。

无痛分娩可以减少产妇心脑血管意外。生产期间因为疼痛、屏气用力，特别容易出现血压快速升高的情况，尤其是有妊娠期高血压疾病的女性，会给产妇和胎儿带来风险。无痛分娩在减轻疼痛的同时，也能减少这些意外情况的发生，对产妇和胎儿都是一种保护。

刚刚介绍了好多无痛分娩的优点，现在我就来说一下无痛分娩到底是如何操作的。

无痛分娩的具体操作是在腰部一个叫作硬膜外腔的地方放置一根很细的导管，通过这根导管，可以向体内注射麻醉药，麻醉药的浓度较低，相当于剖宫产麻醉时所用药物浓度的 1/10 ~ 1/5，所以不用过于担心安全性问题。麻醉药可以作用于神经，阻断痛觉的传导，进而达到镇痛的目的。导管放置好，还不算完事儿，麻醉医生还会在导管的另一端连接镇痛泵。所谓镇痛泵，就是一个可以持续输注麻醉药的小装置。每个产妇生孩子的时间不一样，对疼痛的感觉也不一样，所以无痛分娩并不是打一针那么简单，而是需要麻醉医生根据产妇的感受调整麻醉药的剂量，这也是无痛分娩难以广泛开展的一个原因，毕竟一个医院里麻醉医生的数量是有限的。

镇痛泵可以持续输注麻醉药，这样就可以达到持续镇痛的目的。镇痛泵上还有一个小按钮，如果产妇觉得太痛了，可以自己按一下这个按钮，镇痛泵就会额外再增加一些安全剂量的麻醉药。所以痛还是不痛，完全在产妇自己的掌控之中。

对于无痛分娩，其实大家最担心的还是它是否会对胎儿产生影响。刚才也提到了，无痛分娩使用的麻醉药浓度只有剖宫产的 1/10 ~ 1/5，临床常用的药物方案为低浓度局部麻醉药（如丁哌卡因或罗哌卡因）和脂溶性阿片类药物（芬太尼或舒芬太尼）的组合。无痛分娩对胎儿的影响有以下两种途径。

直接途径 药物透过胎盘直接影响胎儿。无痛分娩是于硬膜外间隙注入药物，药物并未直接进入血液循环，透过胎盘的剂量微乎其微，不太可能导致药物在胎儿体内积聚、新生儿呼吸抑制等问题的发生。

间接途径 药物起效后，产妇体内的肾上腺素水平降低，交感神经对子宫平滑肌的舒张作用受到抑制，产妇可能出现低血压和强直宫缩，这会影响胎盘供血，进而出现一过性的胎心不稳定。不过有研究显示这个原因导致的胎心异常并不会给胎儿造成伤害，毕竟当产妇疼痛到无法忍受的程度时，胎儿的胎心也不会稳定。

从无痛分娩出现到现在，医护人员一直在不断地对其进行优化，目的就是为了在满足产妇镇痛需求的同时尽量减少药物的使用，从而减少药物毒性对胎儿的潜在不利影响。总之，目前的证据显示，无痛分娩不会影响新生儿阿普加（Apgar）评分、血气分析等指标。

无痛分娩真的一点儿都不痛吗？虽然叫"无痛"分娩，但不是真的一点儿都不痛，这是因为出于安全的考虑，目前国内多数医院的分娩镇痛是在宫口开到 2～3cm 时开始用药，所以在宫口开到 2～3cm 之前产妇还是得忍受宫缩痛，不管用什么方法，真的很难做到绝对无痛地生孩子。

有些人听说无痛分娩对腰不好，所以表示很担心。其实目前并没有证据显示无痛分娩会导致产妇生产后的腰痛。女性怀胎十月，本身腰部负担就会增大，可能引发腰痛；生孩子的时候局部肌肉、筋膜张力失去平衡，可能出现肌肉紧张、痉挛或筋膜炎症、粘连，也会引发腰痛；以后喂奶、抱孩子都会频繁弯腰，也可能引发腰痛，所以腰痛这个锅，无痛分娩可不能背。

从前的产房，经常大老远就能听到产妇大喊："医生，我实在受不了了，给我剖吧……"而现在，姐妹们可以选择无痛分娩，让整个生产过程更轻松。

我国向来非常重视产妇的生命安全，所以产妇的死亡率一直都处在较低水平，现在逐步推广的无痛分娩，说明不仅要重视产妇的生命安全，还要重视产妇的舒适度，这是社会文明进步的体现，也是国家对女性群体的重视和保护。

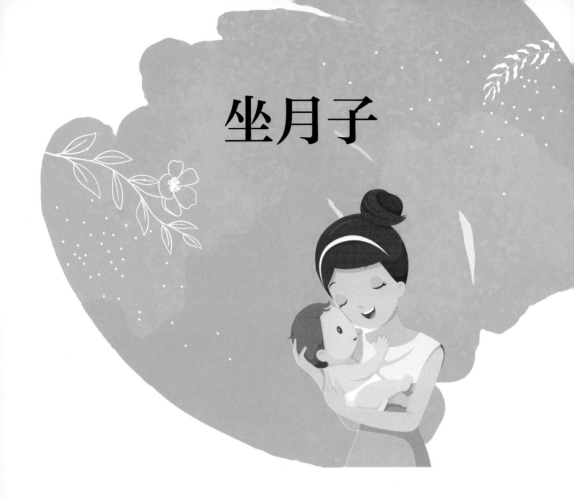

坐月子

　　孩子生出来了，按照中国的传统产妇需要坐月子，时间大约是 1 个月（30 天）。从社会学和医学的角度来看，坐月子是帮助产妇顺利度过生理和心理转折的关键时期。产后女性的生殖系统、内分泌系统、消化系统等都发生了重大变化，各个系统都需要调整和恢复，这个时间通常需要 6 周（42 天），比传统的坐月子时间要长一些，医学上称为"产褥期"。坐月子期间需要使用到药物的情况并不多。这里简单说几个坐月子期间的注意事项，希望对姐妹们有所帮助。

　　不要迷信各类催奶汤。不论是猪蹄汤，还是骨头汤，这些汤里的脂肪含量很高，容易引起产妇发胖、消化不良，对新生儿没什么好处。还有一点很重要，产妇千万不要只喝汤不吃肉，营养成分主要在肉里，汤里的营养物质含量并不高。米酒里面残余的酒精会部分进入乳汁，对新生儿产生不利影响。采用中药下奶，对新生儿来说存在未知的风险，这是因为目前绝大多数

中药没有在哺乳期使用的可供参考的安全数据。总之，我们不应该过多地借助食物和药物来改善乳汁情况，饮食做到均衡全面就好，药物的使用需要更加谨慎。真正的催奶利器其实就在产妇的怀里，新生儿的吸吮是最有利于乳汁分泌的方式了。坐月子期间讲究按需哺乳，就是新生儿什么时候想吃了，妈妈就可以喂给他吃。这段时间喂奶的次数会相对频繁，所以产妇务必要做好乳头保护、采用正确的哺乳姿势，否则容易发生乳头损伤。

月子期间产妇可以吃水果。水果里丰富的维生素对产妇身体的恢复很有帮助，其中的膳食纤维也能预防便秘。

月子期间每天吃1~2个鸡蛋就足够了，吃太多鸡蛋会引起消化不良。

菜不是越清淡越好。很多人因为担心食盐会给吃奶的新生儿带来不利影响，所以在给产妇的菜里不加盐。不加盐的菜要怎么吃啊？产后产妇会出很多汗，再加上分泌乳汁，因此应该适当补充盐分，长时间缺少盐分会让产妇体内的电解质紊乱。其实摄入正常量的食盐并不会对新生儿造成不利影响。

刷牙、洗澡、洗头发，一样都不能少。月子期间产妇本来出汗就多，卫生再不好好搞，疾病准保找上来。

月子期间产妇确实需要好好休息，但不是说一个月就一直躺在床上不能下地，适当的运动有利于身体恢复，还能预防下肢血栓的发生。

月子期间产妇可以看电视、玩手机，不过时间不要太长。刚生完孩子的一周内，产妇的视网膜可能出现水肿，这个时候眼睛比较脆弱，建议多多闭目养神。之后每天看电子产品的总时间最好不要超过2小时，每次持续时间不要超过半个小时。月子期间如果实在感到无聊，姐妹们可以像我当年一样，听听音乐或者有声书，当然还有育儿课。

产妇和新生儿所处的环境温度不宜过高，如果天气炎热，可以使用空调，只要避免直吹即可，条件许可的情况下应该开窗通风，同时注意不要给产妇或者新生儿捂汗。

除了上述注意事项外，还有一点需要姐妹们注意，那就是保持心情愉快。其实谁都想有好心情，但很多时候心情的好坏并非自己可以做主。尤其对于女性而言，一生中很多时候情绪被体内的激素水平左右着。你听说过产后抑郁吗？这条跟在产妇身后的"黑狗"到底是怎么回事儿？

产后抑郁

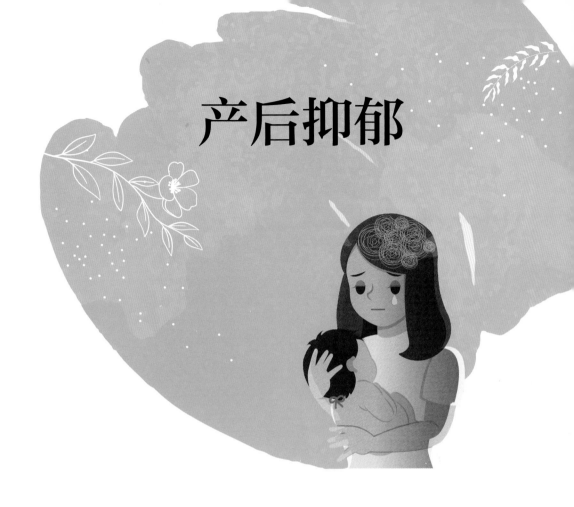

心中的抑郁就像只黑狗，一有机会就咬住我不放。

——丘吉尔

　　世界卫生组织曾经做过一个有关抑郁症的科普动画，将抑郁症描述为"它就那样出现了，不分场合，没有来由。每当它出现，整个世界都变得灰暗了，持续的低落、疲惫、哀伤、焦虑、自责，日子变得看不到前方，一切都慢了下来。对外界的兴趣消失了，哪儿都不想去，偶尔还会想到死亡。"

　　这条"黑狗"常常跟随在产妇身后，医学上将它称为产后抑郁。这些年大家对产后抑郁的关注度不断提升，但产后抑郁人群的改善情况实际上并不理想。这是因为产后抑郁的妈妈大多选择默默忍受，很少会主动寻求帮助。

　　据统计，产后抑郁症的患病率为 10%～15%。这里的"产后抑郁症"和

"产后抑郁"是两码事儿。产后抑郁症需要临床医生的诊断，是一种心理疾病，更多人的情况是存在产后抑郁的症状，但是没有达到产后抑郁症的诊断标准。

从发生时间来看，54% 的产妇在产后第 1 个月出现产后抑郁，40% 的产妇在产后第 2 ~ 4 个月出现产后抑郁，6% 的产妇在产后第 5 ~ 12 个月出现产后抑郁。由此可见，绝大部分产后抑郁发生在生完孩子 4 个月之内。

为什么生孩子会让产妇出现产后抑郁呢？这是多种因素决定的，除了遗传因素之外，更多研究显示这和产妇体内的激素水平变化有关。生完孩子，女性体内的雌激素和孕激素水平降低，其他激素（如糖皮质激素、褪黑素、催产素及甲状腺激素）的水平也会发生变化，有些人会对这些变化特别敏感，更容易出现产后抑郁。以往有过抑郁症病史的女性，在产前或者产后发生抑郁的风险会比普通人增加两倍以上。如果孕期已经出现了抑郁问题，产后发展为重度抑郁的可能性甚至会增加到五倍。

除了以上生理因素，还有一些其他因素会导致产后抑郁的风险增加，如孕期或者产后不顺心、婚姻不幸福、家庭不和睦，以及产后缺乏关爱、缺乏必要的社会和经济支持等。研究发现，重度产后抑郁发生的背后，会有一些潜在危险因素：生育年龄较小（如 < 25 岁）；未婚生育；多胎；有产后抑郁或精神疾病的家族史；有家庭暴力以及性虐待史；非计划内怀孕或者主观上并不想要这个孩子；惧怕生孩子；身体健康状况差；不满意自己的身体形象；情绪稳定性差，如长期处于担心、焦虑、愤怒、悲伤和内疚情绪中；睡眠紊乱；死产、早产、极低出生体重儿、新生儿死亡；母乳喂养不顺利；遇到高需求宝宝（频繁哭闹、入睡困难等）。

还有研究显示，产后抑郁和生孩子的季节也有关系，如在一年中昼短夜长的冬季生孩子，产后抑郁发生的风险有可能增加。

产后抑郁会持续多久呢？这可没有一个确定的时间，有些可以自行缓解，还有些可能会进展为持续的抑郁状态。轻度产后抑郁一般持续 3 ~ 6 个月可自行恢复，重度产后抑郁中有 30% ~ 50% 会持续至少 1 年。即便是缓解了，也不能大意，因为存在复发的风险。据估计，产后抑郁的复发率为 40% ~ 50%。

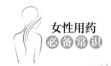
子琦的贴心提示

当你生完孩子后，一旦发现自己出现了如下苗头，就要警惕是否被"黑狗"跟上了。

开始无原因地担忧孩子的健康。

开始怀疑自己照顾孩子的能力。

反复出现伤害自己或者孩子的念头。

沮丧持续至少 2 周，对大部分活动失去兴趣。

对孩子的活动没有兴趣。

对家人朋友的支持和安慰没有回应。

经常到产科或儿科医生处非常规就诊或给其打电话。

如果你的情况符合上文的描述，是时候决定是否去看医生了。主动就医对于产后抑郁的女性来说很难，这往往需要家人的积极配合与鼓励。

产后抑郁的治疗是循序渐进的，需要一个过程。一线的治疗是心理治疗，如认知行为治疗或人际心理治疗，这些都是心理学上常用的方法，主要通过谈话等方式进行。开始治疗之前，首先需要找到一个靠谱的心理咨询师。大家可以去医院的心理门诊、心理咨询工作室或其他心理咨询机构，只要是正规的、有资质的机构就可以。总之解决问题的办法有很多，最重要的是勇敢迈出第一步。

如果没有条件进行心理治疗，或者心理治疗未获成功，需要在医生的评估下考虑是否使用药物治疗。药物联合心理治疗对有些人很有效。对于那些在哺乳期选择抗抑郁药物治疗的中重度产后抑郁症患者，医学界普遍认为药物的获益超过了对婴儿的潜在风险，而且这种风险并不高。

在产后抑郁症的用药方面，需要注意以下一些事项。

1. 当产后抑郁症需要药物治疗的时候，母乳喂养不是产妇放弃治疗的理由，产妇如果放弃治疗，会给孩子带来更多的风险。如果孕期使用的控制抑郁症的药物是有效的，通常不应该为了母乳喂养而换药。

2. 抗抑郁药物都能不同程度地进入母乳中，进而进入孩子体内，所以要从最低的有效剂量开始给药，然后缓慢、逐步调整剂量。对于其孩子是早产儿、低出生体重儿或患病儿的产后抑郁症患者，需要和医生说明情况，医生会格外谨慎地斟酌用药的品种和剂量。

3. 用药后要仔细观察、定期监测孩子是否出现了一些不良反应，如震颤、抖动、烦躁、肌张力调节障碍（疲软）以及喂养问题、兴奋或者嗜睡等。如果怀疑孩子出现了不良反应，需要立即暂停母乳喂养并且咨询专业人士。

目前，用于治疗产后抑郁的一线药物为氟西汀、帕罗西汀、舍曲林、西酞普兰和草酸艾司西酞普兰，这六种药物对于哺乳期女性的安全性较高，为哺乳期用药安全分级中的 L2 级，属于哺乳期使用相对安全的药物，如果经医生 / 药师评估后判定需要用药，则可以选择（具体分级的详细解释会在哺乳期部分详细讲解）。这六种药物可能带来的不良反应有恶心、呕吐、便秘、腹泻、口干、失眠、嗜睡、头晕等。

产后抑郁常用药对比

常见药物	不良反应	相对婴儿剂量
氟西汀	癫痫、发热、腹泻、易激惹、睡眠不安	0.54% ~ 6.8%
帕罗西汀	增重困难、肌张力低	1.0% ~ 3.0%
舍曲林	睡眠中肌痉挛（可自愈）	0.4% ~ 2.2%
西酞普兰	急躁不安、睡眠不安	0.2% ~ 5.9%
艾司西酞普兰	—	4.5% ~ 6.4%

表格中的"相对婴儿剂量"是一个衡量药物在哺乳期安全性的重要指标，它代表着婴儿摄入的药量占妈妈体内药量的百分比，这个指标的数值越小，相对安全性就越高。

归根结底，药物的选择和使用还是要听医生的，姐妹们不能擅自使用。说实话，这些药物如果想擅自使用还真是有些难度呢，因为它们都是需要凭

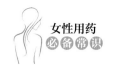
借医生的诊断和处方才能购买的。

关于产后抑郁，除了使用药物外，还有其他一些解决办法，很多症状较轻的姐妹可以通过自己的方式来应对，如听音乐、看喜剧、逛街、找闺密聊天，或者做一些自己喜欢的事情。当然，姐妹们需要自己了解一些和抑郁相关的知识，知道这并非自己一个人的战斗，必要的时候要和家人倾诉并获得他们的理解与支持。

我把药物治疗这部分内容客观地呈现出来，只是想让姐妹们明白，即使面对的是最坏的情况，我们也有办法解决。我生过两次孩子，发生过一次产后抑郁，写这篇文章的时候，往事历历在目。庆幸的是我平安地度过了那段时光，现在我的天空早已不是灰色的了。我行，你也一定行。

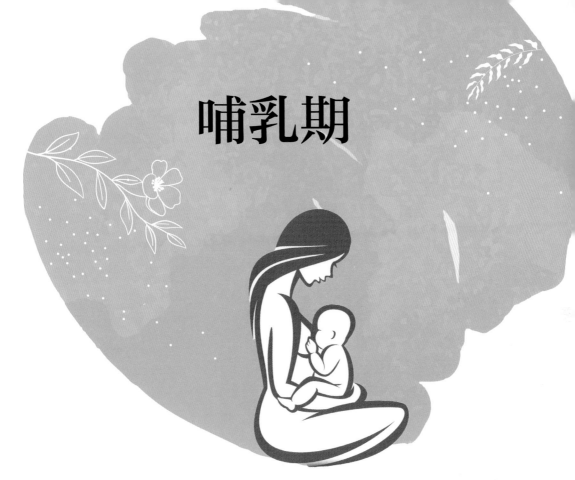

哺乳期

　　哺乳期里妈妈最重要的一项"工作"就是哺乳，为了让孩子吃得好，妈妈真的是费尽心思。事实上，大部分孕期的营养素补充建议同样适用于哺乳期。

　　我经常会遇到哺乳期妈妈因为生病来咨询用药，这些妈妈无一例外地会问出同一个问题"什么药对乳汁的影响小？"有些妈妈已经病了些日子了，身体实在扛不住了才来咨询；还有些妈妈是用药后觉得病情改善了，就擅自停药导致病情反复后又来咨询。作为药师，我对她们的行为很无奈，作为母亲，我对她们的行为很理解，毕竟我也是经历过两次哺乳期的人。

　　母乳的好处不言而喻，但很多人把服药这件事想得过于严重了，仿佛一旦妈妈吃了药，那么营养的乳汁就会立马变成毒药，这里先给大家吃颗定心丸儿——我们日常使用的绝大部分药物在哺乳期是安全的，通常不会通过乳汁给孩子造成危害。

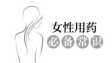
当然，安全不代表可以滥用。要了解一个药物，最直接、方便的方法是阅读药品说明书，可让人遗憾的是几乎所有的药物在"哺乳期使用"一栏里其内容基本没什么参考价值，要么写着"尚不明确"，要么写着"慎用"或者直接建议暂停哺乳，这些都是非常不负责任的行为，也是让大多数妈妈对用药顾虑重重的原因。

除了药品说明书之外，目前国际上针对哺乳期用药最通俗易懂的评价体系是 Hale 教授的 L 分级，也被称为哺乳危险等级。Hale 教授将药物在哺乳期的安全性分为 5 个级别，他认为 L1 级和 L2 级的药物在哺乳期是可以安全使用的；L3 级属于中等安全，需要权衡利弊后使用；L4 级和 L5 级的药物可能有风险，使用后需要暂停母乳或者哺乳期禁用。大家可以在一些专业的网站或者 App 上查阅药物的 L 分级。

前文和大家分享了一个指标，即相对婴儿剂量，这个数值通常以百分数的形式体现，它代表着使用这个药物之后每天孩子单位体重摄入药量占妈妈单位体重摄入药量的百分比。说白了，该指标的数值越大，进入孩子体内的药量就越大。绝大部分药物的相对婴儿剂量很低，其中小于 1% 的药物接近一半，有 87% 的药物相对婴儿剂量小于 10%。

药物进入孩子体内并不像我们理解的那样，妈妈吃了什么药，乳汁中就会直接流出什么药。我们吃进去的药物会经过胃肠道吸收、肝脏灭活和代谢，之后进入血液，进而分布到全身，其中进入乳汁的药量往往已经很少了。等到孩子吃了含有药物成分的乳汁，还是会经历同样的过程，所以妈妈用药，其实对孩子的影响没有我们想象中那么大。

如果真像大多数人理解的那样，岂不是妈妈吃了一块巧克力，稍后就会挤出巧克力奶？总而言之，哺乳期妈妈有病不用扛！现在我就来和你说说哺乳期该如何用药。

紧急避孕

最紧急的事儿最先说。在一个风和日丽的午后，闺密跟我哭诉："不是说哺乳期可以天然避孕的吗？为什么我还是会'中招'？"

万事无绝对，毕竟没有什么避孕方式是百分之百有效的，"哺乳期天然避孕"的说法是有严苛的条件的。产后六个月内纯母乳喂养且月经尚未恢复的女性不太可能排卵，也就是说"哺乳期天然避孕"需要同时满足三个条件，即无月经、产后六个月内、纯母乳喂养。不符合以上三个条件的，则需要乖乖地采取一些措施来避孕（如避孕套）。一旦发生意外情况，如避孕套脱落或者没来得及采取防护措施，通常建议服用紧急避孕药左炔诺孕酮进行紧急避孕。

药品说明书中也许会建议用药后停止哺乳三天或者哺乳期禁用，但最新研究显示，无论是服用两片装还是一片装的左炔诺孕酮，只要在每次服药后的 3～4 小时停止哺乳，之后乳汁中药物成分对孩子的影响就可以忽略不计了。

如果孩子小于两个月，稳妥起见，可以在服药之后按照正常的哺乳节律吸出乳汁丢弃，以免奶量减少；也可以在恢复哺乳之前从两侧乳房中各吸出 5mL 乳汁丢弃，这样可以规避乳房中可能残留药物的少量乳汁对孩子的影响。但如果是较大的孩子，妈妈的乳汁是按需分泌的，也就是喂奶的时候才会大量分泌，那么上文提到的吸奶、挤奶的操作就可以省了。

普通感冒

对于普通感冒，总体的应对措施可以参考孕期建议，孕期可以使用的药物哺乳期同样适用。对于发热和疼痛，除了可以选择对乙酰氨基酚外，还可以考虑布洛芬。布洛芬的药品说明书中也许会提示"哺乳期慎用"或者"哺乳期禁用"，但是目前国际上倾向于认为布洛芬是安全的，也有很多数据证明了它在哺乳期使用的安全性。复方感冒药同样不适合哺乳期使用，除了成分复杂可能会给孩子带来潜在风险外，其中的一些成分，如伪麻黄碱和氯苯那敏还会造成乳汁分泌量减少，为了一个本来可以自愈的感冒，把奶量减少了，实在是不划算。

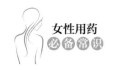
流行性感冒

流行性感冒（简称流感）重在预防，其中最重要也是最有效的预防措施就是接种流感疫苗。如果不小心感染了流感，可以服用磷酸奥司他韦来治疗，确诊后48小时之内越早服用效果越好。奥司他韦在乳汁中分泌量非常少，而且有数据显示14天以上的孩子一旦确诊感染了流感也可以选择使用奥司他韦，通过乳汁进入孩子体内的药量肯定远远低于孩子所需的治疗剂量，所以妈妈用药期间可以继续放心哺乳。流感属于强传染性疾病，5岁以下的儿童一旦感染流感，发生并发症的风险远比成人要高，所以患了流感的妈妈在哺乳的时候务必要做好防护措施，因为乳汁虽然不传播流感，但呼吸道却可以。妈妈在哺乳的时候建议戴口罩，最好穿个专门的哺乳罩衣，接触孩子之前要洗手。如果孩子可以接受奶瓶，那么在流感彻底痊愈前，妈妈可以把乳汁挤出来让家人帮忙喂给孩子。这样做一方面可以避免近距离接触传播，另一方面妈妈也可以很好地休息，有利于疾病的恢复。对了，奥司他韦只用来治疗流感，对普通感冒无效，不要滥用。流感通常也会出现普通感冒的症状，如发热、鼻塞、流鼻涕等，处理方法和用药可以参考孕期普通感冒的应对措施。

乳头皲裂

刚刚开始哺乳的那段时间，妈妈的乳头会非常不适应，因为乳头这种本来就很敏感的部位被孩子频繁地吸来吸去，很容易造成损伤，再加上初为人母，对哺乳的姿势还不熟悉，这也在一定程度上增加了乳头损伤的可能性。正确的方法是在哺乳之前妈妈先用乳头轻轻点一下孩子的鼻尖，这个时候孩子通常会张大嘴巴到处寻找乳头，在孩子张大嘴巴的时候，帮助孩子尽量多地含住乳晕，而不单单是乳头，这样就可以减少乳头损伤的可能。

如果孩子只衔住了妈妈的乳头，吸到的乳汁就会减少，越吃不到奶，孩子就会越用力吸吮，越用力吸吮，妈妈的乳头就会越痛，可见正确的哺乳姿势有多么重要。

已经皲裂感染的乳头需要使用抗感染药膏来治疗感染，可以选择莫匹罗星或者夫西地酸乳膏。原则上传统的红霉素软膏也可以，但是它的基质特别不容易清洗，所以哺乳期不推荐将其作为首选。外用的药膏吸收进入体内的量可以忽略，只要哺乳前记得清洗掉药膏就好，剩下很少的残留量不会对孩子造成伤害。平时哺乳结束后，姐妹们可以涂抹羊脂膏来保护乳头。我们要对乳头皲裂这件事重视起来，否则可能会进一步演变成乳腺炎。

乳腺炎

我经历过两次哺乳期，一共得过四次乳腺炎，乳腺炎痛起来，那是真痛！据调查大概有 1/3 的新手妈妈在产后头一个月发生过不同程度的乳腺炎。我的一个闺密就因为乳腺炎频繁发作引发了并发症，光急诊就去了两次。

引起乳腺炎的原因有很多种，最常见的是感染和堵奶。感染刚才说了，乳头破损会造成细菌入侵，进而诱发乳腺炎。堵奶也不难理解，乳汁不通畅了，造成了淤积，不通则痛，也会导致乳腺炎。很多妈妈觉得自己奶量不足，想多攒着点儿奶好让孩子一顿吃饱，胀奶了也扛着。其实奶真的不是攒出来的，而是喂出来的，只有让孩子多吸吮，乳汁才会多分泌。

乳腺炎的主要症状是发热和疼痛，我们可以通过解热镇痛药来缓解症状，也就是对乙酰氨基酚和布洛芬，安全性前面说过了，哺乳期的姐妹可以放心使用。除此之外，如果妈妈觉得状态不好，或者超过两天不能自行退热，就需要去医院找医生评估使用抗生素的必要性，因为乳腺炎的本质是细菌感染。如果需要使用抗生素，推荐首选青霉素类和头孢类，对青霉素类及头孢类过敏的，可以选择阿奇霉素，以上抗生素在哺乳期安全性都不错，不影响哺乳。抗生素该用的时候一定要用，而且要按照医生交代的剂量和疗程来使用，否则乳腺炎容易复发。

乳腺炎的护理也很重要，做好了这一步，会让乳腺炎恢复得更快。最重

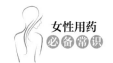
要的就是让孩子勤吸吮，每次让孩子先吸吮得乳腺炎的那一侧乳房，如果孩子吃饱了而乳房中还有比较多的乳汁，可以使用吸奶器再吸一会儿。大家可能会有类似的疑问，对于乳腺炎，尤其是已经化脓的乳腺炎，妈妈真的可以继续哺乳吗？喝了这种乳汁会不会对孩子不好？不会的！世界卫生组织对哺乳期乳腺炎的建议是"只要孩子愿意吸吮，就尽可能地让孩子多吸吮"，这对乳腺炎的恢复非常有帮助。如果妈妈是 HIV 阳性感染者，喂养原则是人工喂养优先。

除了让孩子勤吸吮外，也可以配合着冷热敷的手段来缓解乳腺炎的症状。平时可以冷敷，缓解乳房局部的肿胀和疼痛；哺乳之前热敷，使乳汁流通顺畅。妈妈也可以在洗澡的时候用喷头轻轻冲洗乳房堵塞的部位，水温无须过高，和洗澡水的温度保持一致就好，这样做能在一定程度上起到按摩的效果。

带状疱疹

在哺乳期，由于各种原因可能导致免疫力下降，有些时候水痘 - 带状疱疹病毒就会乘虚而入。带状疱疹的主要表现是沿身体一侧周围神经出现带状分布的疱疹，同时伴有疼痛感。大多数急性带状疱疹可以自愈，必要时使用一些解热镇痛药就好，如对乙酰氨基酚或者布洛芬。如果早期疼痛剧烈或皮肤症状严重，需要采取抗病毒治疗，发病 72 小时内是抗病毒治疗的最佳时机。如果发病超过 72 小时，但是还有新的疱疹出现，此时开始抗病毒治疗也有意义。哺乳期首选的抗病毒药物是阿昔洛韦或者伐昔洛韦，这两种药物都属于 L2 级，用药期间不需要停止哺乳。阿昔洛韦每天需要服用 5 次，而伐昔洛韦每天服用两次即可，相比之下伐昔洛韦使用起来更方便一些。严格来说这两种药物本质上并没有区别，因为伐昔洛韦就是阿昔洛韦的前体药物，口服之后在体内也会转化成阿昔洛韦发挥作用。

带状疱疹在成人之间通常不会传播，但是孩子有可能因为感染了水痘 - 带状疱疹病毒而引发水痘，所以如果孩子还未接种过水痘疫苗，则需要做好隔离措施。虽然水痘 - 带状疱疹病毒可以通过空气传播，但是美国疾病预防控制中心推荐在疱疹结痂前，对免疫功能正常的皮肤带状疱疹患者仅需要采取接触隔离措施，而不需要同时采取空气传播隔离；待疱疹结痂后，其传染性会大幅度降低。也就是说，只要保证孩子不直接接触妈妈身体上有疱疹的部位就不会被感染，这种情况不需要采取特殊的隔离措施，更无须为此暂停母乳喂养。

腱鞘炎

　　哺乳、抱孩子、洗尿布……这些长期、重复的劳动会造成筋膜劳损，所以哺乳期腱鞘炎很常见。对于腱鞘炎，除了做好必要的休息和防护措施之外，可以选用一些外用乳膏和膏药来缓解疼痛症状，哺乳期可以选择的药物包括双氯芬酸二乙胺乳胶剂（L2级）、氟比洛芬巴布膏（L2级）等。口服药物可以选择对乙酰氨基酚或者布洛芬。对于腱鞘炎而言，局部用药会比口服用药起效更快、效果更好，而且全身吸收量更小。如果以上办法都不能缓解症状，则建议及时就医。在哺乳期，局部关节腔内注射药物通常安全性较高，这就是我们常说的"打封闭"，这种用药方式全身吸收量很少。如果出现了自己拿不准的情况，建议及时咨询专业的医生以及药师。

　　如果家人或者自己对用药心存顾虑，想要确认一下药物是否适合在哺乳期使用，应该怎么做呢？

哺乳期用药建议

1. **看成分**：不建议使用成分复杂的药物。

2. **看分级**：L1～L2级的药物安全性较好，衡量利弊下可放心使用。

3. **看孩子**：家有早产儿、体弱儿或者两个月以内的孩子，用药需要谨慎。

4. **看喂养**：如果孩子是混合喂养，妈妈用药对孩子的影响更小；如果孩

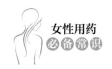
子已经添加辅食，即便是母乳喂养，由于每日需奶量也较之前有所减少，故妈妈用药对孩子的影响也要小一些。

5. 看来源：应该选择正规渠道购买的、正规厂家生产的国药准字号药品。

6. 看剂型：大多数外用药哺乳期使用是安全的，如滴眼液、外用药膏、喷鼻剂、阴道栓等，但也有极少数例外，如含碘的外用制剂（含碘的药物或者消毒包）或者含有强效镇痛成分的透皮贴剂。

7. 没必要选择专门为儿童设计的药物：如果药物成分相同，专门为儿童设计的药物不会比成人的药物更安全，而且成人使用这种类型的药物可能达不到理想的用药效果。

子琦的贴心提示

当你决定使用某种药物，我还有一些事情要嘱咐给你听。

1. 合理选择用药时间：看看药品说明书中"药代动力学"那一栏，那里通常会标注药物在体内最高浓度的时间，方便的前提下可以尽量避开这个时间段哺乳。

2. 用药后密切关注孩子的状态：如果怀疑孩子出现了不良反应，在立即停药的同时应该咨询专业人士。

3. 使用外用药物时，注意不要让孩子接触到药物。

4. 经过大约 5 个半衰期，药物基本可以从体内代谢干净，所以对于一些哺乳期使用相关数据不明确或者药品说明书中注明"哺乳期慎用"或"哺乳期禁用"的药物，可以以此为参考，经过 5 个半衰期的时间后再恢复哺乳。

5. 一定要按照医生交代的剂量和疗程使用药物，不能擅自减量或者停药。

　　说完了哺乳期用药，我们再来聊聊哺乳期可能遇到的其他和健康相关的话题，其中最常见的就是口腔问题，哺乳期能看牙吗？

　　我的牙医朋友曾经和我说："最害怕给哺乳期妈妈看牙了……"说到原因也很容易理解，绝大多数哺乳期妈妈是症状轻的时候不来看，实在扛不住了才来就诊，结果本来一次就能解决的小问题生生被拖成了大问题，需要治疗好多次，还可能会使用药物。一听说使用药物，很多来看牙的妈妈脑袋摇得如同拨浪鼓一样，跑回家去继续扛，其实完全没有必要。

　　应对哺乳期牙痛，可以使用对乙酰氨基酚或者布洛芬，对，这两个药物应用的频率真的非常高。去医院看牙即便使用麻醉药也不用担心，因为口腔科使用的绝大部分是局部麻醉药，全身吸收量很少，血液中不大可能检测出药物成分，自然也不会影响到乳汁和孩子。大多数口腔科用到的局部麻醉药会在治疗后的 1～2 小时内失效，对于麻醉药非常担心的妈妈也可以在这段时间暂停哺乳。可能等你看完牙，回到家，休息一会儿，药物就代谢掉了。

　　如果需要根管治疗，可能会用到杀死神经的药物。这类药物有两种，一种是三氧化二砷，俗称砒霜，由于毒性较大，现在基本上被淘汰了。如果你就诊的是基层医院，治疗前最好和医生沟通一下，哺乳期要避免使用这类药物。现在常用的是多聚甲醛化合物，这类药物安全性较好，而且使用剂量很小，只作用在牙髓腔内，对乳汁的影响可以忽略。

　　另外，在治疗期间还要和医生沟通避免使用含碘的药物或者消毒包。因为碘在乳汁中的浓度较高，代谢得又很慢，有可能通过乳汁转移到孩子体内，进而对孩子的甲状腺功能造成影响。

　　如果在治疗之后需要使用抗生素，可以首选头孢类药物，用药期间不影响哺乳。如果需要使用甲硝唑，建议用药后 12～24 小时暂停哺乳，因为甲硝唑在乳汁中的浓度较高。

　　哺乳期除了口腔问题，还可能遇到一些需要到医院进行检查的情况，或者是在哺乳期刚好遇到单位体检，那么哺乳期能做检查吗？

　　可以的，几乎所有不需要使用药物的检查方式都不影响哺乳。之前我遇到过一位年轻的妈妈，因为咳嗽反复不愈去医院就诊，医生建议她拍个 X 线片。这位年轻的妈妈正处于哺乳期，担心 X 线会对乳汁造成影响，于是没听

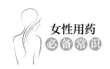
医生的建议就直接回家了。后来她的病情越来越严重，再去医院检查的时候发现已经是肺癌晚期了，耽误了疾病的最佳治疗时机。

一些临床常见的影像学检查，如 CT、X 线，确实带有辐射，但是这些辐射的剂量是在人体可以承受的安全范围之内的，而且辐射通常只对活的细胞产生影响，母乳中不存在活的细胞，自然谈不上影响。妈妈并不会因为做了带有辐射的检查而给孩子带来辐射风险。总的来说，不管我们接受照射的部位是不是胸部，都不会影响哺乳。至于 MRI 和超声等检查，其本身就没有辐射，就更加不需要担心了。

此外，还有些检查是需要使用药物的，如做胃镜的时候需要口服麻醉药（表面麻醉剂），常用成分是达克罗宁胶浆。虽然现有证据不足以确定它和母乳喂养的相关风险，但由于药物浓度很低，研究显示不会对婴儿产生影响。另外，这个药物的半衰期为 30～60 分钟，在体内代谢较快，一般 5 个半衰期之后药物基本就从体内代谢掉了，所以我们用药之后最多等待 5 个小时就可以考虑恢复哺乳了。

做肠镜之前需要口服一些清洁肠道的药物，如复方聚乙二醇口服液。这类药物不会被人体吸收，用药之后随时可以开始正常哺乳。

做胃部幽门螺杆菌检查的时候会服用一颗小胶囊，其中的成分是碳 -13 或者碳 -14，临床上常将这种检查称为碳 -13 或者碳 -14 呼气试验。这两个成分都是碳的同位素，碳 -14 有辐射性而碳 -13 没有，所以哺乳期妈妈首选碳 -13。不过即便做了碳 -14 呼气试验也不要慌，因为它在体内存留时间很短，有一部分被幽门螺杆菌分解之后 1～2 小时就可以代谢完全，另一部分在体内的生物半衰期是 12 小时，大概 60 小时可以代谢完全。其实即便服用了碳 -14 之后立即哺乳也是没有问题的，因为人体内本身就存在碳 -14，而碳 -14 呼气试验中使用的剂量只占体内碳 -14 总量的 1/10，这个剂量的碳 -14 产生的辐射剂量和平时坐一个小时飞机的辐射剂量差不多，不用担心。

有一些检查需要口服和注射造影剂，口服的造影剂大多不被人体吸收，多数以原型排出体外。注射的造影剂品种复杂，需要专业人士进行具体评估。大多数需要使用造影剂的放射性或非放射性检查不影响哺乳，但也有一些特殊情况，如使用放射性碘 -131 的时候就需要暂停哺乳。

在哺乳的那段日子里，你可能会掰着手指头数着、盼着结束的日子，因为太辛苦了，睡不好不说，还要忍受乳头皲裂、乳腺炎的疼痛，吃个药也要纠结半天，上班后还要背奶，无法出远门放飞自我……但当真的要结束的那一刻，你会发现没有期待，只有不舍。按说是给孩子断奶，可这份"断舍离"给妈妈带来的心理波动会更大。哺乳总会有结束的一天，而哺乳本身是一件很美妙的事情，希望所有的妈妈都能享受其中的美好。

更年期

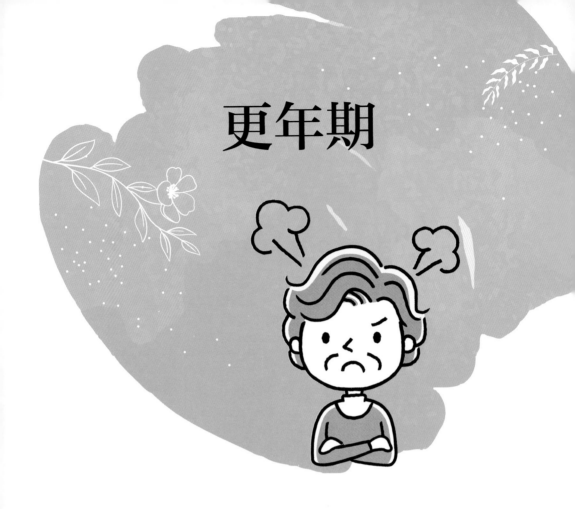

　　其实所谓的"更年期"，应该是女性一生中最为幸福的一段时光，事业发展平稳，儿女长大成人，个人的身体情况、经济情况也还不错，正是享受美好生活的时候。可是大家一说到"更年期"，准保带点儿贬义色彩。如果说谁家里有个更年期女性，那么很多人会拍拍他的肩膀表示同情。仿佛大家认定了一个"事实"——更年期≈作精。真正了解更年期的人能有几个，包括那些正在经历更年期的人。不过别担心，看完这部分内容，你就懂了。

　　"更年期"一词源于希腊语"klimakterikos"，翻译过来是梯子的一级台阶，寓意为登上生命的一个不同时期。但由于更年期不是"踏上台阶的一瞬间"，而是一个漫长的过程，所以1994年世界卫生组织废除了"更年期"这一用语，改而称为"围绝经期"（为了便于理解，在本书中还是采用大家熟悉的"更年期"的表述），而且把它又细分为三个阶段，即绝经前期、绝经期、绝经后期。围绝经期是指女性绝经前后的一段时期，从月经开始改变直到停经后 1 年，也是卵巢功能开始紊乱到衰竭的过渡时期，是每个女性步入老年期的必经的、正常的生理变化时期。

说到三个阶段，在医学上也将女性的一生划分为三个阶段，即生育前期、生育期和绝经期。目前，健康女性的平均绝经年龄是 51 岁，有 95% 的女性会在 45 ~ 55 岁绝经。在古代，人类的寿命普遍不高，如果再遇到天灾或者战乱，女性可能根本来不及感受更年期的变化就离世了；到了现代社会，随着生活条件的改善和人均寿命的延长，越来越多的女性需要面对绝经和更年期的问题。听起来不错，但是更年期对于女性来讲感觉却并不怎么好，"大姨妈"不来了，意味着卵巢功能慢慢衰退了，卵巢会分泌对人体有着很大影响的激素，激素水平降低了，随之会出现一系列问题，但看完了这篇文章，下次再遇到有人提起"更年期"，你也许会感觉亲切许多。

如何判断自己是否进入了更年期

女性过了 45 岁，如果 10 个月内发生两次相邻月份的月经延迟 7 天以上，就可以认为已经进入了更年期。随之而来的潮热和夜间出汗是进入更年期的典型症状。当然不可能只有这些，很多细微的变化恐怕只有经历过的人自己才说得清，而且每个人表现出来的症状可能会有所不同。这一切都是因为体内激素水平的变化，特别是雌激素水平迅速下降导致的。

更年期的表现有哪些

最初，除了月经延迟和潮热之外，女性还可能出现其他一些表现，如睡眠障碍，表现为多梦、易醒、早起等；情绪上也容易发生变化，表现为易怒、暴躁、爱发牢骚、多疑、抑郁等。

随着更年期的进展，发生泌尿生殖系统疾病的概率会大大上升，如阴道干涩、外阴阴道疼痛、瘙痒、性交痛、反复发作的萎缩性阴道炎、反复下尿

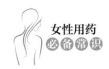
路感染、尿频、尿急等。此外还有女性最不能忍受的皮肤衰老，皮肤胶原蛋白含量也会随着年龄的增长变得越来越低，绝经的最初 5 年内胶原蛋白的丢失就会达到 50% 左右，随之而来的是皮肤弹性下降、出现更多的皱纹。同时，更年期女性还会出现骨质疏松、关节肌肉酸痛等表现。

雌激素对心血管系统有很多有益的作用，在更年期雌激素水平降低，会导致血脂升高、动脉粥样硬化斑块形成率增高，心血管疾病的风险也会逐渐升高（心血管疾病占绝经后女性死亡原因之首）。除此之外，绝经后女性的学习、认知和记忆能力也会大大减退，这是因为雌激素会影响到我们的学习和记忆功能。

以上的种种让人不爽又害怕的症状，大多是因为雌激素缺乏导致的。聪明如你们，肯定一下子就想到了解决的办法——补充雌激素。没错，简单理解起来就是这个样子。经过多年实践证实，科学合理地应用激素治疗可以有效缓解绝经相关症状，而且在绝经前期使用还可能在一定程度上预防老年慢性疾病的发生。

什么时间开始激素治疗最合适

出现更年期相关症状后，原则上开始治疗的时间越早，治疗效果越好、受益越大、发生严重并发症的概率越小。在绝经 10 年之内或者 60 岁之前，针对心血管等的损伤还没有形成或者并不严重，这个时候开始使用药物副作用相对更小。即便如此，并不代表在绝经 10 年之后或 60 岁以后就绝对不能使用激素治疗了，只不过在这段时间后再开始启动激素治疗带来的风险会相对增加，而且很多疾病一旦形成，处理起来会更加麻烦，性价比不高。这也是我一直和大家反复强调"无论哪儿不舒服都要趁早治，不要硬扛"的原因。总之，当女性一旦出现了上面提到的更年期症状，甚至这些症状已经影响到我们的日常生活时，激素治疗就可以提上日程了。

激素治疗的禁忌证

不同女性，其更年期的表现并不一样，是否采用激素治疗以及激素治疗的方案也不一样。在作出治疗决策之前，首先要明确哪些情况不适合进行激素治疗，也就是所谓的激素治疗的禁忌证，虽然有些禁忌证发生的概率很小，如怀孕等，但是我确实遇到过。

激素治疗的禁忌证

已知或怀疑患有性激素依赖性恶性肿瘤

严重肝肾功能不全

脑膜瘤（禁用孕激素）

已知或怀疑怀孕

原因不明的阴道出血

最近 6 个月内患有活动性静脉或动脉血栓栓塞性疾病

卟啉症

耳硬化症

常用的激素治疗方案

如果女性本身不存在激素治疗的禁忌证，那么首先需要医生对其身体状况进行综合评估，进而制订治疗方案。当卵巢功能衰退之后，雌激素和孕激素水平都会下降。虽然雌激素水平下降是引起一系列更年期症状的主要原因，但是所谓的激素治疗不仅包括雌激素，还包括孕激素，孕激素可以预防子宫内膜增生和子宫内膜癌的发生。对于那些由于特殊原因已经切除了子宫

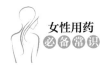
的女性，只需要考虑补充雌激素就好了，不需要额外补充孕激素。常用的激素治疗方案如下。

常用激素治疗方案

方案	适应人群	使用方法	代表药物
单用雌激素	已经切除子宫的女性	连续服用	戊酸雌二醇（补佳乐） 结合雌激素 经皮吸收雌激素 阴道用雌激素
单用孕激素	处于绝经早期，仅有月经失调，其他更年期症状不明显的女性	月经第 10 ～ 14 天连续使用	微粒化黄体酮 地屈孕酮（达芙通） 左炔诺孕酮宫内节育器（曼月乐）
雌孕激素序贯疗法	有子宫，有更年期症状，想有规律月经的女性	**周期序贯疗法**：雌激素用 21 天，之后10 天加用孕激素，然后停药 7 天 **连续序贯疗法**：雌激素连续使用 28天，其中后 14 天加用孕激素	**周期序贯疗法**：戊酸雌二醇 -雌二醇环丙孕酮（克龄蒙） **连续序贯疗法**：雌二醇 - 地屈孕酮复方制剂（芬吗通）或者根据时间单独配用雌激素和孕激素
雌孕激素连续联合疗法	有子宫，有更年期症状，已绝经不想有月经的女性	全程联合使用雌孕激素	雌二醇 - 屈螺酮复方制剂（安今益） 单雌激素 + 单孕激素（孕激素可以选择地屈孕酮、微粒化黄体酮或者放置左炔诺孕酮宫内节育器）
合成类固醇	有子宫，有更年期症状，已经绝经不想有月经的女性	连续服药	替勃龙（利维爱）

　　以上介绍的只是粗略的治疗方案，具体到个人，选择何种药物、剂型是需要医生进行全方位评估的，如有的人适合口服激素，有的人适合阴道用激素，还有的人适合经皮肤吸收的激素。关于激素治疗方案中的药物及剂型，以下内容会对大家有所帮助。

1. 选择激素的时候推荐首选天然雌激素、天然或者接近天然的孕激素。天然雌激素有 17β- 雌二醇、戊酸雌二醇（补佳乐）和结合雌激素。天然孕激素主要指的是黄体酮，合成孕激素中的地屈孕酮最接近天然成分，对乳腺刺激较小。市面上有一种雌二醇 - 地屈孕酮复方制剂（芬吗通），其组成成分包括天然雌激素和最接近天然成分的孕激素。

2. 口服替勃龙（利维爱）后会在体内代谢产生较弱的雌激素、孕激素和雄激素活性，对情绪低落和性欲低下有较好的改善效果，更适合存在抑郁症状和性欲下降的女性，而且对乳房的影响较小。

3. 绝经 1 年以内的女性采用雌孕激素连续联合疗法，如雌二醇 - 屈螺酮复方制剂（安今益），容易出现阴道不规则出血，不推荐将其作为首选。雌孕激素连续联合疗法对于有高血压和心血管危险因素的女性会更安全一些。

4. 因为不经过肝脏代谢，经皮吸收雌激素对肝脏合成蛋白质及凝血因子生成的影响很小，所以对静脉血栓、心血管疾病、胆囊疾病的风险会明显降低，改善性欲的作用也更好一些。有血栓栓塞危险因素的女性或有高甘油三酯血症的女性可以将经皮吸收雌激素作为首选（如雌二醇凝胶），将其涂抹于较大面积的皮肤上，如胳膊和臀部的上部、下腹部、腰部、大腿上部。此外还可以选择雌二醇缓释贴片，一个贴片通常可以持续使用一周甚至更长时间，但要注意同一部位不可以连续贴两次，也不可以将其贴在乳房上。经皮吸收类药物的缺点是容易受到出汗、洗澡、衣服剐蹭等因素的影响（影响药物的吸收量），而且不推荐有子宫肌瘤的女性使用。

5. 阴道用雌激素是真正意义上的局部用药。很多人搞不清楚乳膏和凝胶的区别，以为都是涂在皮肤上的，但针对更年期的激素药膏有的涂在皮肤上，有的注入阴道中，如雌三醇乳膏，通常用在阴道中，所以使用之前一定要仔细阅读药品说明书，常用药物还包括雌三醇栓、普罗雌烯阴道胶丸、氯喹那多 - 普罗雌烯阴道片等。这类药物作用在局部，对子宫内膜刺激小，适合只有阴道或者尿道症状的女性，以及使用口服药物之后阴道或者尿道症状无法得到良好缓解的女性。短期（3～6 个月）使用阴道用雌激素不需要加用孕激素，但缺乏长期使用的安全性数据，如果需要长期使用，需要监测子宫内膜情况。

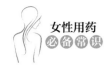
6. 左炔诺孕酮宫内节育器（曼月乐）放置一次疗效可以维持 5 年，可以预防和治疗子宫内膜增生、子宫内膜异位症等疾病，也可以用于避孕。由于其本身就是孕激素缓释系统，故可以在更年期以及绝经期激素治疗中充当孕激素的角色，起到保护子宫内膜的作用，

激素治疗中的一些特殊情况

子宫肌瘤　肌瘤直径小于 3cm 的更年期女性使用激素治疗安全性较高；肌瘤直径大于 5cm 的更年期女性使用激素治疗风险可能会增大；肌瘤直径在 3～5cm 的更年期女性要根据实际情况综合判断。对于子宫肌瘤患者来说，使用口服雌激素比使用经皮吸收雌激素更安全，使用替勃龙（利维爱）比使用雌孕激素连续联合疗法更安全。

子宫内膜异位症　建议使用雌孕激素连续联合疗法或者替勃龙（利维爱），不建议使用雌孕激素序贯疗法，如戊酸雌二醇 - 雌二醇环丙孕酮（克龄蒙），选择雌激素要使用最低有效剂量。

子宫内膜增生症　建议在治疗本病后再考虑激素治疗。对于子宫内膜增生症治疗后仍然保留子宫的女性，建议使用雌孕激素连续联合疗法，该方案对于这部分女性安全性更高。

血栓高危因素　所有更年期女性在开始激素治疗之前要进行血栓高危因素筛查，必要时还要进行易栓症的相关筛查。在符合适应证的前提下，使用经皮吸收雌激素引起血栓的风险要明显低于使用口服雌激素。

胆囊疾病　激素治疗有可能促进胆囊结石的形成，进而增加胆囊的手术风险。如果既往得过胆囊疾病的更年期女性需要使用激素治疗，经皮吸收雌激素的安全性要优于口服雌激素。

系统性红斑狼疮　这类患者更容易出现卵巢早衰和骨质疏松，所以更年期症状可能更加明显，但系统性红斑狼疮活动期患者不适合激素治疗。此外，这类患者通常更容易发生血栓，如果医生评估后需要使用激素治疗，建议使用经皮吸收雌激素。

癫痫、偏头痛、哮喘　雌激素会加重上述症状的严重程度或者发生频率。如果患有上述疾病的更年期女性需要使用激素治疗，经皮吸收雌激素或者雌孕激素连续联合疗法可能具有更高的安全性。

乳腺良性疾病及乳腺癌家族史　乳腺良性增生不是激素治疗的禁忌证，但使用前要咨询医生。其他的乳腺疾病，如脂肪坏死、乳腺纤维瘤、乳管乳头状瘤的使用风险目前还不确定，需要谨慎。研究显示，激素治疗不会进一步增加有乳腺癌家族史的女性患乳腺癌的风险。

经过医生的综合评估，一旦确定了激素治疗方案，更年期女性就要注意长期规律用药。在用药后，即使没有感受到任何严重的不适，也一定要记得定期复查，需要在用药后第 1 个月、第 3 个月、第 6 个月、第 12 个月复查，之后每年至少复查一次。姐妹们只要做到定期复查、提前预约即可，在每次复查的时候医生会根据你的实际情况调整具体的检查项目。

激素治疗的使用时间

目前还没有具体的说法规定激素治疗该用多久，总的来说还是因人而异，有研究显示只要获益大于风险就可以继续使用。50～59 岁的女性连续使用雌孕激素联合治疗比年纪更大的女性受益明显更大。对选择雌激素或雌孕激素联合治疗的女性，建议治疗的时间通常不超过 5 年，或者不超过 60 岁。然而有研究显示，更年期的潮热症状平均持续时间为 7.4 年，还有许多女性的症状甚至持续超过 10 年。对于那些症状持续存在的女性可以选择长期治疗，但是要注意定期复诊。

激素治疗的额外收获

更年期的激素治疗对于缓解症状的效果是非常明显的，可以极大地提高更年期女性的生活质量。从目前的研究来看，这种治疗方案对以下疾病还有

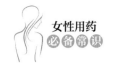
额外获益。

骨质疏松、骨折 使用雌孕激素联合治疗的女性发生髋部、椎体和腕部骨折的风险更低。

心脑血管疾病 对于年龄＜60岁、绝经10年内并且没有心血管系统疾病的更年期女性，使用激素治疗能降低冠心病的死亡率和总死亡率。但不建议单纯为了预防心脑血管疾病而使用该治疗方案。

中枢神经系统疾病 及早开始激素治疗可以降低阿尔茨海默病等中枢神经系统疾病的发生风险。

2型糖尿病 我们会发现女性绝经后普遍会出现腹部脂肪堆积，这也和体内雌激素水平下降有关。激素治疗可以减少绝经后腹部脂肪的堆积、总体脂肪量，还能改善胰岛素的敏感度，降低2型糖尿病的发病风险。

肌肉、骨关节症状 绝经后女性经常会伴随肩颈以及腰背部肌肉、肌腱的疼痛，激素治疗能够减少软骨的降解，还可以降低关节替换手术的风险。绝经后女性体内睾酮和雌激素水平的下降会加速肌肉的减少以及肌肉质量的下降，激素治疗可以尽量减少女性发生此类情况。

结直肠癌 激素治疗可降低结直肠癌的发生风险，有研究结果甚至显示激素治疗停止4年后仍然对结直肠癌的风险降低具有实际意义。

激素治疗会有风险吗

乳腺癌的风险 很多人看到禁忌证里有乳腺癌，不由得联想到使用激素治疗会不会增加患乳腺癌的风险？其实激素治疗引发乳腺癌的风险本来就很低，而且在治疗结束后这种风险还会逐渐降低。激素治疗所致的乳腺癌风险增加主要与雌激素治疗过程中添加的合成孕激素有关，还与孕激素使用的时间有关。很多研究支持60岁之前开始激素治疗的健康女性至少有5年时间用药是安全的，而且目前提倡用天然或者更加接近天然成分的孕激素，如微粒化黄体酮和地屈孕酮（达芙通），这类成分引发乳腺癌风险的可能性更低，现有数据显示口服和经皮雌激素治疗引发乳腺癌的风险没什么差异。

子宫内膜癌的风险 对于有子宫的更年期女性来说，如果单纯补充雌激素可能导致子宫内膜腺癌的风险增加，正是因为这个原因医学界才会建议额外添加孕激素。如在月经周期中添加孕激素 10 ~ 14 天及以上，就可以很好地保护子宫内膜而不会增加这一风险。

血栓性疾病的风险 雌激素的确会增加血栓形成的概率，但是多数关于雌激素引起血栓性疾病的案例分析主要是和口服避孕药的使用有关系，目前更年期激素治疗中推荐应用的通常是小剂量的天然雌激素，一般不会增加血栓的风险。另外，经皮肤给药比口服给药引起静脉血栓和心血管疾病的风险会更低一些，血栓性疾病的高危人群可以将经皮肤给药作为首选用药途径。黄体酮和地屈孕酮相较其他的合成孕激素来说引起血栓的风险更低一些。

激素治疗和避孕药是一回事儿吗

很多人搞不清楚短效避孕药和更年期激素治疗有什么区别，尤其是针对序贯治疗方案来说，不都是先用雌激素，再联用孕激素吗？拿雌二醇 - 地屈孕酮复方制剂（芬吗通）和屈螺酮炔雌醇（优思悦）举个例子。雌二醇 - 地屈孕酮复方制剂（芬吗通）由天然雌激素和最接近天然的孕激素组成，二者剂量都很低，所以不会抑制性腺轴，也不会抑制卵泡发育，没有避孕的作用。屈螺酮炔雌醇（优思悦）这类避孕药是人工合成的高效雌孕激素，可以抑制性腺轴，抑制排卵，也正是因为高效，所以还可以用于治疗某些妇科疾病，如异常子宫出血、多囊卵巢综合征、月经过多等。针对更年期的激素治疗，只需要用少量的雌孕激素来改善症状就可以了，所以激素治疗和避孕药严格来说不是一回事儿。

更年期症状的其他改善方法

针对更年期女性，其实有一系列全面、综合的健康管理措施，激素治疗

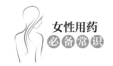

只是其中的重要组成部分而已。针对更年期女性，通常需要专科医生对其进行全方位评估，然后制订个体化的健康指导意见以及长期随访计划。除了激素治疗外，更年期女性应该适当开展脑力活动，定期进行健康体检，每日进行适当锻炼，同时注意均衡合理的饮食，这些都是非常重要的。

在饮食方面，建议更年期女性在保证充足的蔬菜和水果摄入，每周吃两次鱼的基础上，适当增加杂粮、杂豆的摄入。每天糖的摄入要小于 50g、油的摄入要控制在 25～30g、盐的摄入不超过 6g、酒精的摄入要小于 15g，每天摄入 1 500～1 700mL 水分，同时建议戒烟。应该制订科学合理的锻炼计划，每周累计运动时间以 150 分钟为宜，还要额外增加 2～3 次抗阻力运动，目的是增加肌肉总量和肌肉力量。只有以上这些都做好了，才能拥有更高质量的生活。

更年期抑郁

毫不夸张地说，女性的一生都在被激素左右，有两个时期是抑郁的高发期，其中一个就是我们前面提到的产后，还有一个就是更年期。澳大利亚曾经有一项研究显示，2015 年澳大利亚女性自杀率最高的年龄段为 45～49 岁，其次为 50～54 岁，和更年期的年龄段有很大程度的重合。还有研究显示，40 岁以后，女性绝经的年龄每增加 2 岁，绝经后抑郁症的风险就会下降 2%，如果 50 岁以后进入绝经期，那么抑郁症的风险会下降 50% 左右。所以对于那些卵巢早衰的人群来讲，抑郁的发病率往往会更高一些。

不同女性，其更年期抑郁的表现形式并不一样，一些早期征兆需要引起我们的重视，如精力下降、偏执、容易被激怒或者富有敌意、自尊下降、封闭自己不与外界交流、焦虑、睡眠紊乱、体重增加、性欲下降、记忆力变差、很难集中注意力等。

从症状上看，与男性以及非更年期年轻女性相比，更年期女性的抑郁更多表现为偏执和容易被激怒。

针对这些女性，我们首先要排除其他疾病引起抑郁的可能性，如甲状腺疾病和自身免疫性疾病等。排除上述疾病后，如果确诊为更年期抑郁，首先应改善生活方式，如之前提到的戒烟酒、规律饮食、适当运动，还可以通过做一些自己感兴趣的活动来舒缓情绪，适当学习一些心理学知识对于改善抑郁情绪也有帮助。如果经过上述努力而抑郁情绪改善不明显或者抑郁情绪已经严重影响到工作和生活，那就要考虑使用药物治疗了。

药物治疗主要有两种方式，即使用抗抑郁药以及激素治疗。两种方式的优先顺序因人而异，如果以前没有过类似情况，是在更年期内新发生的抑郁，同时伴随着其他的更年期症状，没有自杀倾向，总体健康状况良好，可以考虑首选激素治疗，但具体还是要靠医生来判定，以免延误最佳的治疗时机。

如果经过专科医生评估后认为患者需要使用抗抑郁药，通常会将选择性5-羟色胺再摄取抑制剂（SSRIs），如氟西汀，作为一线治疗药物。然而，这类药物可能会加重严重失眠、易激怒和焦虑症状，需要警惕。如果上述药物治疗无效，也可以考虑使用选择性5-羟色胺及去甲肾上腺素再摄取抑制剂（SNRIs）。抗抑郁药的专业性较强，选择和使用需要医生的严格把关，在这里就不多介绍了。

有的时候，医生也会考虑联合使用抗抑郁药和激素治疗，此时需要密切关注治疗过程中的不良反应。

其实除了潮热、骨质疏松、情绪改变之外，更年期女性可能面临的问题还有很多。每个女人都会衰老，就算我们现在还年轻，但家里可能还有妈妈或者婆婆正处于更年期。在这个社会中，没有任何一个人会是一座孤岛，想象一下如果你的单位有个正处于更年期的同事，家里有一个正处于更年期的妈妈，如果她们的情绪控制得不好，估计你的日子也不会好过。所以为了我们每个人、每个家庭的幸福，姐妹们真的需要了解一些和更年期相关的健康知识，比如激素治疗，了解了之后你会发现世界如此美好……

骨质疏松

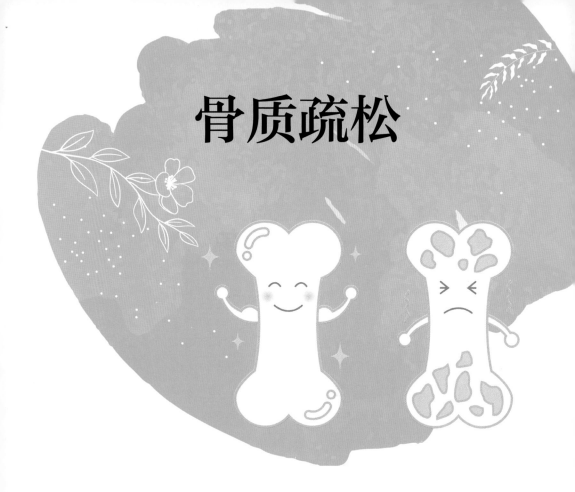

　　在老年人中，骨质疏松很常见，我们都知道这是因为人体内钙的流失速度更快了。出现了骨质疏松，就很容易引发骨折，要知道，骨折可不是几天就能养好的，除了承受疼痛之外，活动不便也会给老年人和家人带来生活上的极大不便。尤其是在北方，每年冬天冰天雪地的时候，正是老年人骨折的高发季节。记得有一年冬天，我们单位一个只有 7 个人的小部门，就有两个人家里有老人摔骨折了，其他家里有老人的同事心里也非常紧张。

　　在每年发生骨折的老年人中，我们发现了一个问题，即女性明显多于男性，这又是为什么呢？如果你看过了本书前面的文章，就不难理解，这个现象的发生和雌激素水平下降有很大关系。与其担心以后会骨折，不如现在就未雨绸缪，改善骨质疏松、预防骨折，我们需要从生活方式改善和药物治疗两方面着手。

生活方式改善

饮食 在日常饮食中，在均衡饮食的基础上，我们可以有意多吃一些钙含量丰富的食物，如奶制品、豆制品、海带和虾皮等。很多人认为奶制品的含钙量非常丰富，其实还有一个补钙"高手"藏在厨房里，那就是芝麻酱。

运动 更年期女性应该进行适当运动，如每周运动 3 次，每次至少 30 分钟，研究显示运动可以降低老年女性髋部骨折的风险。至于具体做什么运动倒无所谓，慢跑、跳绳、走路都可以。最好能额外增加一些抗阻力运动，这对肌肉的健康很有好处。要注意选择适合自己身体状态的运动，并不是强度越大效果就越好，有研究显示跑步预防骨质疏松的效果并不比走路更有优势，而且绝经前女性如果过度运动还可能导致体重减轻甚至闭经，这样反而会造成骨质疏松。至于具体选择哪种运动方式，答案只有一个，那就是选择你喜欢并且可以坚持下去的运动，因为运动带给我们的一切获益，会在停止运动之后逐渐消失，所以坚持运动非常重要。此外，户外运动还能让我们多一些晒太阳的机会，这有助于皮肤合成维生素 D，促进钙的吸收。

戒烟 吸烟会让雌激素的代谢加速，从而降低血清雌激素浓度。雌激素水平降低了，骨骼中钙的流失速度也会加快，而且吸烟还会抵消绝经后女性使用激素治疗带来的益处。所以，强烈建议女性，尤其是更年期女性戒烟。

药物治疗

对于骨折风险较高的绝经后女性，单靠生活方式的改善效果并不明显，尤其是之前有过骨折病史的人，需要考虑使用药物治疗。在开始治疗前，需要医生对您的身体状况进行详细的检查和评估，如需要检测血清钙和 25- 羟维生素 D 水平。钙对骨骼的重要性大家都知道，老年人每天需要摄入 1 200mg 钙，饮食无法满足的部分需要额外补充，为了避免便秘的发生，可以在吃饭的时候分次额外补充钙质。此外，我们每天还需要摄入 800IU 的维

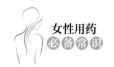

生素 D 来促进钙的吸收，维生素 D 在食物中含量很少，通常需要额外补充。

对于大多数绝经后骨质疏松的女性来说，一线治疗方案是口服双膦酸盐，这类药物包括阿仑膦酸、利塞膦酸、唑来膦酸和伊班膦酸等。需要注意以下情况属于用药禁忌：患有食管疾病；患有慢性肾病；不能按要求服药（服药后通常需要保持上半身直立至少 30 分钟）。某些胃肠道手术，如减肥手术之后也要避免服用这类药物。

如果存在上述用药禁忌证，可以在医生的指导下使用地诺单抗作为替代方案，该药每半年注射一次。

更年期激素治疗方案可以用来治疗骨质疏松吗

60 岁以下或绝经小于 10 年，没有血栓高危因素且不适合使用双膦酸盐或地诺单抗的女性可以考虑使用激素治疗方案改善骨质疏松，但这并不是针对骨质疏松的一线治疗方案。对于那些同时存在骨质疏松以及有潮热等更年期症状的女性，在医生评估后认为没有使用禁忌且在符合激素治疗适应证的前提下可以使用。

另外，替勃龙（利维爱）是一种合成类固醇，它的代谢产物具有雌激素、雄激素和孕激素的特性，有些国家会将其用于治疗骨质疏松，但在美国和加拿大等一些国家并没有批准将其用于治疗绝经后骨质疏松。有研究显示，对于存在骨质疏松的绝经后女性，替勃龙（利维爱）可以改善症状；对于不存在骨质疏松的绝经后早期女性，替勃龙（利维爱）可以预防骨质疏松。

综合看来，满足以下条件的女性可以在医生的指导下使用替勃龙（利维爱）用于预防及改善骨质疏松：60 岁以下或者绝经小于 10 年；深静脉血栓形成风险低；不适合使用双膦酸盐或地诺单抗；伴有其他更年期症状；没有心肌梗死或卒中病史；没有乳腺癌病史；不存在替勃龙（利维爱）的其他使用禁忌证。

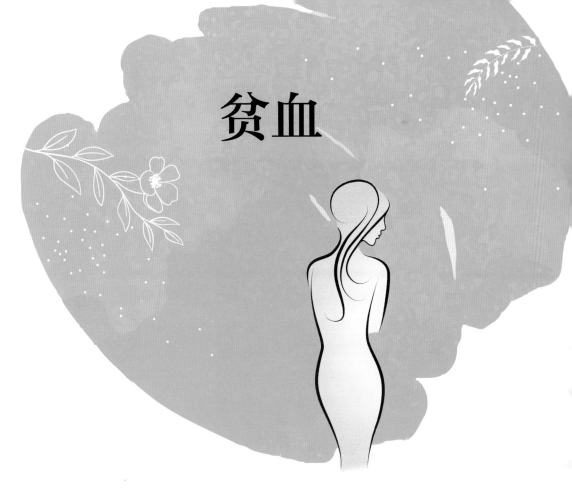

贫血

贫血虽然不是女性的专利，但却是很多姐妹会遇到的问题。贫血是一个长期、慢性的过程，症状并不像感冒、发热那么明显，所以特别容易被忽视。很多姐妹即使发现了贫血也没太当回事儿，认为这是件小事儿，殊不知长期处于贫血状态会给我们的身体带来一系列隐患。

贫血会有哪些症状

有些贫血患者并未出现明显症状，这是让很多人忽略贫血的原因；也有些人可能会出现一些症状，如虚弱、头痛、易疲惫、乏力、易激惹或抑郁等，如果是儿童，则可能出现生长发育迟缓、注意力不集中、免疫力下降。还有研究显示，部分贫血患者会表现为异食癖，以及不自觉地频繁抖动腿等。

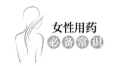
贫血的原因

引发贫血的原因有很多，比较常见的是营养性贫血。

铁缺乏　育龄期女性贫血绝大多数是由于铁长期摄入或者储备不足所致，铁缺乏是最常见的导致贫血的原因。

★**铁摄入不足**　铁主要来源于红肉、动物肝脏以及血液类食品。很多女性为了保持身材苗条而不吃肉，事实上红肉对人体十分重要，它是铁的优质来源。虽说蔬菜水果里也含铁，但是植物中的铁是非血红素铁，含量和吸收率远远不如红肉中的血红素铁。这里的红肉指的是红色的肉，如猪肉、牛肉、羊肉等，在均衡饮食的前提下吃红肉并不会让我们更容易长胖，只要少吃脂肪比较多的肥肉就好。

★**铁丢失过多**　怀孕（尤其是短期内频繁怀孕）、生产、哺乳以及经期都会导致失血，怀孕和哺乳会让女性丢失约 1 000mg 的铁。正常量的月经不会引起铁缺乏，但有部分异常子宫出血或者月经过多的女性会因此而发生缺铁性贫血。这些失血的因素容易让女性体内的铁缺乏。对于健康的成人，每天铁的消耗约为 1mg，而育龄期女性体内铁的消耗会更多，发生铁缺乏的概率也会更大。对于绝经期女性的贫血，需要评估是否存在其他失血途径，如痔疮、结直肠癌等导致的失血。

★**铁需求增加**　在孕期这样的特殊时期，由于孕妇血容量增加以及胎儿生长发育需要，铁的需求明显增加。需求增加了，如果不能及时补充，则容易发生缺铁性贫血。

★**铁吸收障碍**　铁的主要吸收部位在小肠，一些胃肠道疾病及手术会导致铁吸收障碍，如幽门螺杆菌感染、肠炎等，另外服用抗酸药物也会导致铁吸收障碍。铁吸收障碍会引发铁缺乏，进而导致贫血。

叶酸缺乏　叶酸缺乏是妊娠期巨幼红细胞贫血最常见的原因，常与饮食中的动物蛋白、新鲜叶类蔬菜和豆类摄入不足有关。建议备孕期以及孕期女性常规服用叶酸。

维生素 B_{12} 缺乏　维生素 B_{12} 缺乏是妊娠期巨幼红细胞贫血的原因，也是部分或全胃切除术后患者或克罗恩病患者巨幼红细胞贫血的原因。

维生素 A 缺乏　维生素 A 缺乏可导致贫血，特别是在一些贫困地区。

除了常见的营养性贫血外，一些疾病也可以导致贫血，如甲状腺功能减退症、慢性肾病等，此外系统性红斑狼疮或急性病毒感染相关性溶血等也可能导致贫血。

如何判断自己是否贫血

普通人可以采用的最简单的判断方法是查看血常规检查单中血红蛋白的数值。由于孕期和非孕期的生理特点不同，参考标准也会有所差异。世界卫生组织和美国妇产科医师学会对女性贫血的定义如下。

非孕期：血红蛋白＜ 110g/L，即可判断为贫血。

孕早期：血红蛋白＜ 110g/L，即可判断为贫血。

孕中期：血红蛋白＜ 105g/L，即可判断为贫血。

孕晚期：血红蛋白＜ 105g/L，即可判断为贫血。

产后：血红蛋白＜ 100g/L，即可判断为贫血。

缺铁性贫血该如何补铁

从缺铁演变成缺铁性贫血需要一个过程，人体内 90% 的铁是可以重复利用的，一旦已经发生了缺铁性贫血，就证明人体缺铁已经不是一两天啦。这时候想单靠饮食来改善已经不太现实，饮食改善的同时需要额外使用铁剂。事先需要强调，并非所有的贫血都是缺铁引起的，贫血的治疗需要先明确贫血的原因，盲目补铁不但没用，反而可能延误真正疾病的治疗。

目前市面上的铁剂分为无机铁和有机铁两大类，无机铁主要是硫酸亚铁；有机铁主要包括右旋糖酐铁、葡萄糖酸亚铁、山梨醇铁、富马酸亚铁、琥珀酸亚铁、蛋白琥珀酸亚铁和多糖铁复合物等。目前没有证据表明这些铁剂中的

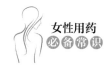
哪一种更有效或副作用更少（副作用往往是因人而异的），这些铁剂的差别主要是含铁量的不同。虽然铁有胃肠道刺激作用，但并不推荐使用肠溶制剂或缓释胶囊，因为这些制剂在很远端的肠道才会释放出铁，吸收效果并不好。

常用铁剂

名称	规格	元素铁含量
多糖铁复合物	每片 150mg	每片 150mg
富马酸亚铁	每片 200mg	每片 60mg
琥珀酸亚铁	每片 100mg	每片 30mg
硫酸亚铁	每片 300mg	每片 60mg
硫酸亚铁控释片	每片 525mg	每片 100mg
葡萄糖酸亚铁	每片 300mg	每片 36mg
蛋白琥珀酸亚铁口服溶液	每支 15mL	每支 40mg

　　口服铁剂的具体剂量取决于患者的年龄、缺铁的程度以及服用后产生的副作用。一般治疗成人缺铁性贫血的推荐剂量为每日元素铁 150～200mg。目前越来越多的证据表明，隔日吃铁剂可能比每日吃铁剂吸收效果更好。但也有学者认为这些研究缺乏高质量的证据支持，所以对于严重的缺铁性贫血患者，还是应该按照医生的建议每日服用。

　　服用铁剂的时候要注意以下事项，可以让补充的效果更好。

　　1. 食物中的磷酸盐、植酸盐和鞣酸盐可能与铁结合，从而影响铁的吸收，所以最好不要把铁剂和食物一同服用。尤其注意铁剂不要和牛奶、钙补充剂、谷物、膳食纤维、茶、咖啡以及蛋类同时食用。

　　2. 在弱酸性介质中，二价铁最容易被吸收，所以胃酸有助于铁的吸收。一些减少胃酸分泌的药物可能影响铁的吸收，如抗酸剂、组胺受体拮抗药、质子泵抑制剂等，需要在服用前 2 个小时或服用后 4 个小时再服用铁剂。

　　3. 服用铁剂的同时可以服用 250mg 维生素 C 或半杯橙汁促进铁的吸收。

铁剂需要补多久

补充铁剂后 1～2 周血红蛋白开始上升，1～2 个月基本可以恢复到正常水平。但通常建议在血红蛋白水平恢复正常后再继续治疗 4～6 个月，因为这样可以完全补足体内的铁储备。比如生完孩子之后，通过口服补铁治疗来完全改善贫血可能需要 6～8 周，而补足体内铁储备则需要 6 个月。

在一些特殊情况下，医生会在血红蛋白恢复正常时就建议停药，因为这样可以早期发现由于失血造成的贫血复发，如在治疗胃部病变之后。如果补铁后血红蛋白恢复并不理想，要排查一下是否存在其他导致贫血的因素，如家族遗传性地中海贫血等。

口服铁剂的副作用

口服铁剂的胃肠道刺激作用比较常见，包括口腔金属味、恶心、呕吐、上腹不适、胃肠气胀、便秘、腹泻等，还可能出现皮肤瘙痒和黑便，很多人因为上述副作用而自行停药。为了健康，患有缺铁性贫血的患者还是应该坚持服用铁剂，毕竟铁剂可供选择的品种比较丰富，如果一种的副作用比较难以忍受，还可以换用另外一种尝试一下。

补铁是一个长期的过程，欲速则不达。建议按照常规剂量来补充，否则会增加不良反应的发生风险。

1. 补铁过量会导致锌、铜等微量元素失衡，进而引起免疫力下降。

2. 过多的铁沉积在心脏、肝脏、胰腺、脾等脏器，可引发心力衰竭、肝硬化、糖尿病等，严重时可危及生命。

3. 阿尔茨海默病患者补铁过多可能加重病情。

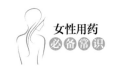
贫血的食补

说完了治疗贫血的药物，最后再来说一下食补。前面说到了要吃肉，而且要吃红肉，此外动物肝脏、血液类食品、黑木耳、豆制品、菌类等含铁量也较高。孕期不建议过多食用动物肝脏，因为肝脏中维生素 A 含量较高，吃多了可能影响到胎儿。另外，补铁的同时应该适当增加蔬菜水果的摄入，这样可以促进铁的吸收。

传统观点认为食物可以"以色补色"，吃黑芝麻可以让头发变黑，吃红枣等红色食物可以补血，其实这种观点毫无科学依据。红枣含铁量很低，每 100g 干红枣的含铁量只有 2mg，补血效果几乎可以忽略不计；红糖的主要成分是糖，不能补血倒是能让人长胖；花生皮虽然是红色的，但和补血也没啥关系；还有樱桃、桑葚、红火龙果以及各种红色的杂粮，如红豆、紫米等，这些对补铁、补血均没有什么效果，说实话，樱桃的铁含量还没有大白菜高呢。不过话又说回来，樱桃和红枣中维生素 C 的含量倒是挺丰富的，间接可以促进铁的吸收。

写到这里忽然饿了，翻出饭盒打算吃饭，吃到一半发现米饭下面埋着一个小铁勺子，难道母亲大人是在用自己的方式给我补铁吗？后来证明完全是我多想了，她老人家其实就是忘了自己已经在饭盒里装过一个勺子而已。说到铁勺，忽然想起来有人试图通过铁锅炒菜来补铁。想法挺好，但是和铁勺一样，铁锅炒菜增加的是三价铁离子，不能被人体吸收，所以并不能补铁。

说来惭愧，生完老二之后我发现自己也存在贫血的问题，于是就吃了一阵子铁剂，但是因为总是拉肚子，后来也就不了了之了。我以为贫血的问题会慢慢好起来，直到单位组织体检才发现压根儿就没好。这才想起来自己那段时间每天总觉得累，睡眠也不好，还总是各种不舒服……想来可能都和贫血有关。当初我没太在意，还以为是哺乳期的正常表现呢。

其实这也不能怪我，当时我问了好几个过来人，给我的回复是"都这样，断奶就好了"，还有人说"你这算啥，我比你严重多了"。后来我坚持补铁之后，血红蛋白水平上来了，那些症状也就消失了。最后给姐妹们一句我发自肺腑的劝告："赶紧给我乖乖体检去，发现问题要早治疗！"

失眠

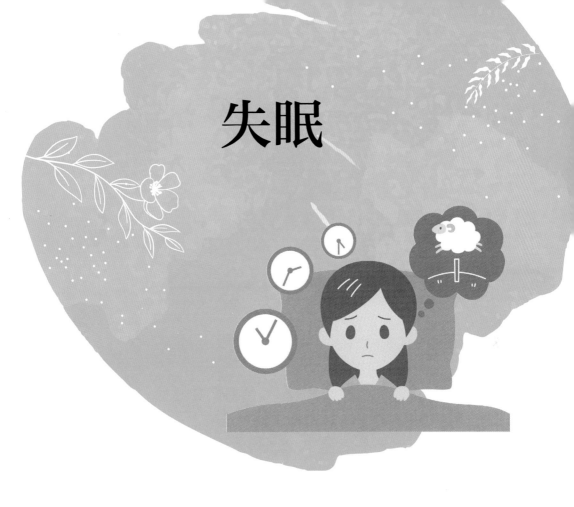

　　睡眠对人的重要性不言而喻，失眠的人是痛苦的。失眠是一种疾病，女性的患病风险是同龄男性的 1.4 倍，45 岁以上女性的患病率是男性的 1.7 倍，而针对小于 12 岁的人群调查结果显示，男女患病率没有差异（12 岁以下的孩子，失眠的应该没几个）。为什么失眠会更加青睐女性呢，为什么 45 岁以上的女性更容易失眠呢？

什么是失眠

　　想要解决失眠的问题，就需要先了解一下到底出现了什么情况才算是失眠。现在，就对照一下看看自己是否存在以下三种情况。

　　1. 入睡困难，入睡后容易醒，或者醒得特别早。

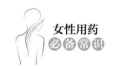
2. 睡眠问题已经影响到白天的状态。

3. 这种情况每周出现 3 次，持续超过 1 个月

如果以上三点全部吻合，基本就可以判定你属于失眠人群了。一定要三点全部吻合哦，有些哺乳期妈妈抱怨自己失眠，但如果入睡后容易醒是因为孩子要吃奶而被吵醒的，这种就不算。还有些人抱怨睡不好，结果是因为买了临街的房子，每天晚上被车来车往的噪声干扰导致无法入睡，这种也不算。一些老年人平时习惯了早醒，但是白天精神百倍，这种也不能算是失眠。

失眠的分类

如果初步确定自己属于失眠人群了，先别急，还要再看一下自己的失眠属于哪种类型。失眠主要分为三种类型。

急性失眠　失眠持续时间不超过 3 个月，而且可以找到比较明确的导致失眠的原因，如工作、学习压力过大，人际关系发生变动（失恋等情况）、经历较大的自然灾害、生活遭遇较大变故（家庭破裂等情况）。

慢性失眠　失眠症状每周出现三次，持续时间超过 3 个月。

其他失眠　除了被归类为以上两种失眠之外的，都被归为其他类。因为总要有个类别，没办法。

失眠的患病率随年龄增长而增加，女性的患病率高于男性，有接近一半的女性在更年期出现失眠，也就是更年期睡眠障碍，这和女性更年期阶段内分泌失调密切相关。这就解释了女性比男性高发失眠问题的原因以及 45 岁以上女性为什么会更容易失眠。

在失业、分居、离异、丧偶或社会经济地位较低的人群中，失眠的患病率较高，在敏感、容易情绪化的人群中失眠的患病率也较高。此外，失眠家族史、健康情况较差和存在慢性疼痛也是引起失眠的高危因素。

失眠的治疗

对于所有失眠的人，医生的建议都是要及时采取积极的治疗，如果放任失眠长期存在而不加干涉，不仅失眠本身有可能加重，还会带来身体的一系列其他问题，如精神疾病等，会越来越严重地影响我们的生活质量。

急性失眠大多事出有因，我们更多的是要靠自己迈过那个坎儿，尽快适应新状态，说白了还是要靠自己走出来。如果急性失眠比较严重，可以短期使用镇静催眠药，一般按需使用，毕竟休息好更有利于身体和心理的恢复。3个月说长也长，说短也很快就过去了。

对于慢性失眠，我们可以简单地把治疗分为两大类，即认知行为治疗和药物治疗。认知行为治疗是我们对大部分慢性失眠患者建议使用的一线（也是首选）治疗方法，如果没有条件进行，也可以采用其他类型的行为治疗。对于一些失眠已经严重影响到白天的生活或者对睡不着这件事过度焦虑的人，也可以考虑短期联合使用药物和认知行为治疗。联合疗法中的认知行为治疗应该持续6~8周，如果治疗有效，在继续认知行为治疗的同时可以逐渐减少药量。

认知行为治疗　认知行为治疗包括养成良好的睡眠习惯、通过刺激提高入睡效率、放松治疗、睡眠限制治疗等。具体的治疗方案很复杂，但是由于不用承担药物不良反应的风险，属于"绿色疗法"，而且说不准哪一项治疗就对你的失眠改善特别有效，所以对于失眠这件闹心的事情来说，还是很值得花时间好好了解一下的。

良好的睡眠习惯

成人比较适宜的睡眠时间通常为7~8小时，不要久睡。

保持规律的睡眠，早晨最好在固定的时间醒来。

尽可能不强制睡眠。

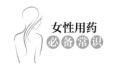

午餐后避免饮用浓茶和含咖啡因的饮料，避免在睡前饮酒。

避免晚餐过饱，避免睡前 3 小时内进食。

避免吸烟或通过其他途径摄入尼古丁，特别是在晚上。

睡前应该根据需要调整卧室环境以减少刺激（如减少外界光线、关闭电视机或收音机）。

避免在睡前长时间使用视屏（如电脑、手机等）。

睡前不要过多地想事情，尤其是让自己牵挂和担心的事情。

坚持规律运动，每次至少 20 分钟，但尽量避免在睡前 3 小时内进行剧烈运动。

避免白天有超过 30 分钟的小睡，特别是在下午或傍晚。

如何提高入睡效率

很多人在床上尝试入睡的时间越长，反而越是睡不着，所以我们要想办法提高自己的入睡效率。

建立床和睡眠的联系：看到床就想睡觉，困了才上床。具体的做法是要在感到困的时候再上床，上了床上就是睡觉，不能看手机、看电视、吃东西或者胡思乱想。醒着躺在床上的时间不要超过 20 分钟。如果上床之后 20 分钟过去了仍然清醒，要离开卧室并去其他地方放松一下，如看看书或听听音乐，这时候一定不要吃东西或者看电视，也不要玩儿手机，也就是要尽可能避免让我们容易兴奋的活动。在没有困意前，不要回到床上，如果再次回到床上且在 20 分钟内仍不能入睡，则重复上述过程。这种方式可能不会立即改善我们失眠的状况，但是累积的睡意也许对后续连续几个晚上的睡眠有改善，更重要的是让我们逐渐养成良好的睡眠习惯。

放松练习：类似瑜伽中的冥想，每次睡前放松，有利于放空思绪、缓解焦虑，营造轻松的入睡氛围。

睡眠限制治疗：主要针对顽固性失眠，指的是强制减少在床上的时间，假如每次上床后辗转反侧，半夜 12 点才能睡着，那么我们就 12 点上床，但原则上每晚在床上的时间不能小于 5 个小时。一旦睡眠效率超过 85%，卧床时间就增加 30 分钟。不断重复直到失眠情况完全改善，治疗期间白天不允许小睡。

药物治疗 用于治疗失眠的药物，需要通过医生的诊断来开具处方。这类药物一旦过量服用，后果会比较严重，所以需要特殊管理，不但要有特殊处方，每次开具的药物剂量也有严格规定。根据失眠的特点，常用的药物如下。

对于因入睡困难导致失眠的患者，首选短效药物，这类药物可以帮助我们迅速入睡，而且第二天早晨起来也不会有宿醉感，所谓"宿醉感"就是人喝醉了之后第二天早上醒来的感觉。这种短效药物作用持续时间一般不超过8 小时，包括扎来普隆、唑吡坦、三唑仑和雷美替胺等。

对于入睡后易醒的患者，也就是睡眠维持困难型失眠患者，首选中长效药物。中长效药物包括右佐匹克隆、阿普唑仑、艾司唑仑等。但由于药物作用时间相对较长，可能增加宿醉性镇静的风险。

根据药物的特性，我们可以把常用的失眠药物分为苯二氮䓬类、非苯二氮䓬类、褪黑素受体激动剂等。

1. **苯二氮䓬类** 三唑仑、艾司唑仑、劳拉西泮属于苯二氮䓬类药物。它们的区别主要是作用时间的长短，在这类药物中，三唑仑是短效药物，起效迅速、作用时间短，但容易成瘾。艾司唑仑、阿普唑仑、劳拉西泮是中效药物，更常用于焦虑引起的失眠。地西泮属于长效药物，由于它的作用时间较长，有可能导致药物在体内蓄积，所以目前较少用于失眠的治疗。苯二氮䓬类药物还能减轻焦虑，具有抗惊厥作用，失眠合并焦虑的人群可以将这类药物作为首选。苯二氮䓬类药物的不良反应有白天犯困、头晕、认知损害、动作不协调和依赖性等，同时也可能损害记忆。这类药物还可引起肌张力降

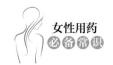

低而增加跌倒等意外伤害的可能，老年患者使用时要尤其注意。

2. 非苯二氮䓬类 非苯二氮䓬类药物包括扎来普隆、唑吡坦、佐匹克隆、右佐匹克隆等。佐匹克隆这个药物中包括左佐匹克隆和右佐匹克隆两种成分，其中主要起催眠作用的是右佐匹克隆，所以目前临床越来越多地使用右佐匹克隆。右佐匹克隆对入睡困难型失眠和睡眠维持困难型失眠都有效。副作用除了头痛、头晕外，还有部分患者反映口腔中会有令人难以忍受的金属味儿。这类药物可以长期使用，现有证据显示几乎没有成瘾性。2014 年美国发布过关于右佐匹克隆的一条公告，提示"2mg 和 3mg 剂量可能导致一些患者的驾驶技术、记忆和协调能力受损持续 11 小时以上，且患者主观上无法意识到，现在推荐所有患者的起始剂量为 1mg"。

扎来普隆和唑吡坦起效快，对入睡困难型失眠有效，作用时间短，宿醉的风险小。偶见不良反应和苯二氮䓬类药物类似，成瘾性略低，但这两种都不适合长期使用。2013 年，美国食品与药物管理局发布了一条安全通报，对女性的唑吡坦推荐剂量设定在最低剂量 5mg，缓释剂为 6.25mg。

非苯二氮䓬类药物代谢的个体差异很大，可能影响第二天早晨的药物水平和副作用，这点尤其体现在老年人和女性身上。2019 年，美国食品与药物管理局从 26 年间发表的医学文献和通过安全监测系统提交的报告中找出 66 份非苯二氮䓬类药物导致严重损伤或死亡的报告。此后扎来普隆、唑吡坦、右佐匹克隆都增加了黑框警示，旨在提醒患者一旦出现药品说明书中提示的相关不良反应后要停止使用，而且起始剂量应该尽可能低。

3. 褪黑素受体激动剂 雷美替胺是一种褪黑素受体激动剂，可以激发体内的褪黑素受体，增加褪黑素的分泌量。对入睡困难型失眠比睡眠维持困难型失眠有效。它和非苯二氮䓬类或苯二氮䓬类药物相比副作用少，没有第二天昏昏欲睡的感觉，也没有戒断反应和反跳性失眠，并且现有研究显示无成瘾性。常见副作用有嗜睡、头晕、恶心、乏力和头痛。

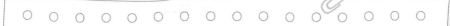

使用镇静催眠药的注意事项

1. 用药时不应饮酒，因为有发生过度镇静和呼吸抑制的风险。

2. 大多数镇静催眠药经肝脏和肾脏清除。合并肾脏或肝脏疾病患者的代谢性清除可能延迟，会导致药物蓄积和过度镇静。

3. 有肺部疾病或睡眠呼吸暂停综合征的患者使用镇静催眠药可能加重阻塞性睡眠呼吸暂停或通气不足。

4. 夜间可能要制订决策的人，如值班的临床医生或负责照顾年幼儿童的单身父母等，不应该使用镇静催眠药，因为这类药物可导致过度镇静并影响决策的制订。

5. 老年人，特别是 75 岁以上的老年人使用药物发生不良反应的风险增加。

褪黑素

最后再来说一下大家关注度比较高的褪黑素，褪黑素是人体内的天然激素，可以帮助我们调节睡眠周期。褪黑素的分泌受光照控制，夜晚光线暗时会分泌得更多，让我们产生睡意。为什么以前的人很少失眠，其中一部分原因是那时候大家都是日出而作，日落而息，完全遵从大自然和人体的自然节律。现代人白天在办公室接触自然光线少，晚上还被各种光照和发光的电子产品照射着，大脑以为还在白天，褪黑素分泌减少，自然会出现睡眠问题。

虽然褪黑素是天然激素，按道理说最安全、最有效，但是市面上销售的褪黑素产品都是化学合成的，它们有一个致命弱点，即半衰期太短，只有10 分钟左右，对大部分失眠者来说效果并不稳定。褪黑素不算药品，包括我国在内的很多国家把褪黑素划归为保健品，相较于药品严格的管理制度，

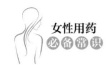

保健品的管理会相对宽松一些，导致各种褪黑素产品中有效成分的含量有高有低，并不统一。所以对于大多数失眠患者而言，并不推荐用褪黑素治疗失眠，除非是日夜颠倒引起的失眠，如倒时差、上夜班等，可以考虑偶尔使用。对于明确的内源性褪黑激素水平低下的失眠患者（老年人），可以考虑使用缓释剂型。在适应证允许的范围内使用褪黑素，每日剂量应该控制在1～3mg，尽量避免长期使用，现有数据显示连续使用褪黑素的时间不超过3个月安全性较好。

虽然失眠的问题不适合自我诊断和用药，但希望通过这篇文章大家可以了解到这些复杂的失眠药物都有着怎样的特性，在就医的时候可以和医生更好地沟通，毕竟我们才是最了解自己的人。

写累了，翻了一会儿朋友圈，发现闺密晒图配文："睡前小酌，有利于睡眠，人生果然值得……"我看到她手拿红酒，面色红润，眼神迷离，十分迷人。知道她平时就受失眠困扰，但职业病让我不得不给她发送了如下文字。

"酒精虽然能帮我们减少入睡所需时间，但是会让我们在后半夜发生睡眠紊乱，如睡眠片断化和早醒。严重了说，还有可能导致上呼吸道不稳定和睡眠呼吸暂停，长期饮酒还有加重失眠的风险。再说，酒精还有成瘾性，所以你要注意哦。"

我想，我一定是个挺招人烦的闺密吧。

失眠的治疗是个长期的过程，74%的成人失眠会持续至少1年，46%持续至少3年。女性、年龄较大者和重度失眠者的失眠容易长期持续存在。54%的成人失眠在干预后会逐渐缓解，但还有27%最终会复发。

失眠发生率较高，也正说明有很多人被同样的问题困扰，所以我们不用担心，保持轻松的心情、规律的作息、均衡的饮食和适当的运动，自然会水到渠成地拥有良好的睡眠，记住——良好的睡眠是健康的基础哦。

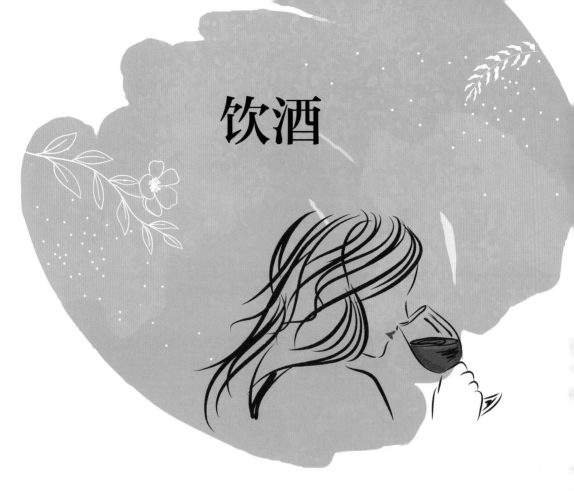

饮酒

对于饮酒这件事，一直就有争议，大家总想从"适量饮酒"的角度上找些蛛丝马迹来证明饮酒有好处，好给离不开酒精的自己找个完美的借口。直到 2018 年医学界的权威杂志《柳叶刀》发布了重磅文章，公布了 195 个国家 1990～2016 年的饮酒数据，在纳入了 2 800 万人的数据后，研究团队从中得出结论，压根儿不存在酒精的安全剂量，这才彻底让爱酒人士的梦想破灭了。但据我所知，大部分喜欢饮酒的人依然对酒精"爱得深沉"，这个研究结果对他们丝毫没有影响，我们家老爷子就是其中一位。

从《柳叶刀》的数据看来，中国男性和女性在饮酒比例上存在非常大的差距。2016 年，中国女性的饮酒率是 16%，中国男性的饮酒率是 48%，两者相差了三倍。从全球情况看，中国女性的饮酒比例比较低，这也许和中国的传统观念有关系。

不过，在饮酒导致的男女死亡数量上，我国的排名并不低，2016 年的

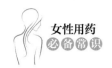
统计数据显示，在 15 ~ 49 岁人群的死亡原因中，酒精占男性死亡原因的 12.2%，占女性死亡原因的 3.8%。

《美国居民膳食指南 2015—2020》推荐，男性每天平均饮酒量不超过 2 个标准杯，女性每天平均饮酒量不超过 1 个标准杯，65 岁以上老年人每天平均饮酒量不超过 1 个标准杯。单次饮酒量，男性应少于 5 个标准杯，女性应少于 4 个标准杯。1 个标准杯含酒精 14 ~ 15g，大约相当于 330mL 啤酒、140mL 红酒或 40mL 烈酒。

除此之外，每周饮酒大于等于 14 个标准杯，很可能会影响女性的生育能力，超过这个限度的酒精摄入会显著增加各种健康问题的发生风险，其中包括肝脏疾病、癌症、卒中、冠心病和精神心理问题等。

饮酒对咱们女性来说，伤害远不止于此，国外有调查显示超过 1/3 的年轻女性在醉酒后曾遭受过性侵犯，而 34% 的年轻女性在饮酒过量后曾经与人发生过计划外或无保护措施的性行为。每天夜里，酒吧门口都有一群人寻找醉倒在路边的落单女孩，然后把她们带走……作为一个有女儿的老母亲，这种新闻对我来说简直太恐怖了……

这个时候，只有专业知识才可以缓解我内心的焦虑和恐慌。我决定稳定一下情绪，正儿八经地和你们说说哪些药物在服用期间不能饮酒。

正常情况下，酒精（乙醇）会在乙醇脱氢酶的作用下转化为乙醛，而乙醛是造成酒后头晕与酩酊大醉的主要物质，这时候体内的乙醛脱氢酶会将乙醛催化为乙酸，进而减轻这种醉酒反应。双硫仑属于酒精增敏剂，临床上用于戒酒治疗，这种成分可以阻止乙醛在体内代谢，造成乙醛蓄积中毒。使用双硫仑后再饮酒的人会出现恶心、呕吐、头痛、头晕等严重反应，这样酗酒的人会对酒精逐渐失去兴趣，从而达到戒酒的目的。

双硫仑在临床上应用非常少，但是和双硫仑有类似成分的药物却不少。如果在服用了这类药物的同时饮酒，也会造成这种醉酒反应，即双硫仑样反应。双硫仑样反应会让人脸红或全身红、头晕、头痛、心慌、恶心、呕吐、发热、血压降低等，严重者会出现心前区疼痛、濒死感、意识障碍、心律失常、呕血、小便失禁等，还可能引起休克甚至死亡。划重点，以下药物需要注意。

1. 头孢哌酮钠、头孢哌酮钠 - 舒巴坦钠、头孢唑林、头孢孟多酯钠、头孢噻肟钠、头孢他啶、头孢美唑、头孢米诺、拉氧头孢、头孢甲肟、头孢尼西、头孢替安、头孢氨苄、头孢克洛、头孢曲松钠等，这些是已经明确会引起双硫仑样反应的药物，排名不分先后。有个别研究显示，虽然头孢呋辛分子结构中不含有会产生反应的基团，但也有可能引起双硫仑样反应。

2. 头孢噻肟、头孢唑肟、头孢拉定、头孢克肟等，有些头孢类药物不含有影响乙醛代谢的基团，原则上不会引起双硫仑样反应，而且目前也没发现过相关药物引起双硫仑样反应的报道。

3. 甲硝唑、替硝唑、奥硝唑会引起双硫仑样反应，它们是治疗厌氧菌感染的常用药物，如阴道炎、盆腔炎等。

4. 其他抗生素，如呋喃唑酮、呋喃妥因、氯霉素、灰黄霉素、琥乙红霉素、酮康唑、异烟肼等会引起双硫仑样反应，这其中有的是结核病患者需要用到的药物。

5. 磺脲类降糖药与酒精合用可引起明显的双硫仑样反应，如格列本脲、格列吡嗪、甲苯磺丁脲。

6. 抗凝药物华法林、抗真菌药物酮康唑等也会引起双硫仑样反应。

另外，有些药物在制作过程中会用到酒精，如十滴水、藿香正气液、欧龙马滴剂、复方樟脑酊、碘酊等；据说有些食物中也含有酒精，如蛋黄派等，它们也需要避免和上述药物合用。

由此可见，并不是所有头孢类药物用了都不能饮酒，但要是觉得记着麻烦，可以简单理解为"吃了头孢不饮酒"。当然，如果你服用所有药物期间都不饮酒，那上面这部分内容就可以更加省事儿地直接忽略掉了。

双硫仑样反应的发生率和用药量、停药时间以及饮酒量也有关系，但不论是白酒、红酒、黄酒、啤酒，还是一些含有酒精的饮料，都可能引起双硫仑样反应。最快 5 分钟就能出现症状，大多数情况是在 30 分钟之内出现症状，1 小时后出现症状的比较少。

一旦出现症状，大多持续 2 小时可逐渐缓解，严重的可能会持续 24 小时或几天才能完全缓解，遇到拿不准的症状要及时就医。

一般经过 5 个半衰期后药物在体内被基本清除，所以无论饮用什么酒，

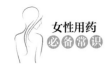
在人体内的半衰期通常是 6 小时，也就是饮酒后 30 小时后体内的酒精将被完全代谢掉，再用头孢等药物就基本安全了。对体重较重的人来说，饮酒后体内的脂肪会吸附大量酒精，药物代谢的时间会延长，用药时要额外警惕不良反应的发生。我们可以参考半衰期的数据来判断药物多久才能从体内代谢掉，以此估计我们恢复饮酒的时间。

饮酒后发现怀孕了，这个孩子还能要吗

"药师，我发现怀孕了，但是之前单位年会我饮酒了，这个孩子还能要吗？"这是我在药师门诊中遇到的高频问题之一。众所周知，酒精是一种明确会导致胎儿致畸的物质。怀孕期间即使少剂量的酒精摄入也可能对胎儿造成影响，和酒精有关的胎儿出生缺陷被称为胎儿酒精谱系障碍，包括胎儿生长受限、颅面部异常、中枢神经系统缺陷、行为异常以及智力低下等。正因如此，酒精在妊娠药物安全分级里被归为 D 级，如果长期大量饮酒，则被归为 X 级。

对于有备孕打算的姐妹，其实大家都挺小心的，酒肯定是不会喝的。怕就怕意外怀孕之后回忆起来当初不小心喝了酒。不过也不用特别担心，通常在"全或无"期间饮酒，且产检正常，我们基本可以忽略酒精的影响。另外，从饮酒量上看，孕早期少量饮酒不是放弃孩子的理由，这里的"少量"是说每次饮酒的酒精摄入少于 25mL 或每周饮酒的酒精量少于 87mL。一般啤酒的酒精量是 2%～12%，红酒的酒精量是 8%～15%，白酒的酒精量是 40%～60%，大家可以根据自己实际饮用的品种和量换算一下，如果少于这个量，多半问题不大。当然，这是在不知道怀孕的情况下无意中饮酒后的评估方式，在已知怀孕的情况下需要百分之百禁酒。

哺乳期可以饮酒吗

酒精可以进入乳汁，饮酒以后血液和乳汁中酒精浓度会在 30～60 分钟达到峰值，之后逐渐下降。1 标准杯的酒精需要大约 2 个小时才能代谢掉。如果实在忍不住，建议每次饮酒量不超过 1 个标准杯，而且饮酒之后需要暂停哺乳至少 2 个小时。

有研究显示，当血液中的酒精浓度达到一定程度时，体内的多巴胺开始让你放飞自我，我们会更冲动。这个时候，任何异性看上去都比平时更有魅力。如果继续饮酒，则会让你的肢体变得不协调，走路也很难保持直线。长期酗酒，会让大脑出现肉眼可见的萎缩，大脑的额叶会明显受损，而额叶主管我们的注意力、执行力和与人相处的能力。此外，长期酗酒还会让海马体萎缩，海马体掌控着我们的长期记忆，一旦萎缩，那些你人生中的宝贵回忆也许就再也找不回来了。

"小酌怡情，大酌伤身"，曾经我教闺密遇到应酬而不想饮酒时就假装羞涩，咳嗽两声说："不好意思，我吃头孢了。"一般有点儿常识的人这时候就不会再劝了，这招她屡试不爽，直到有一天，闺密急匆匆打电话来："我在外面有饭局，说自己用头孢了，居然有个家伙是药师，问我用的是哪种头孢，还让我拿出来看看，我该咋说啊？"看样子，教撒谎还要教全套，要不真心容易露馅儿。

便秘

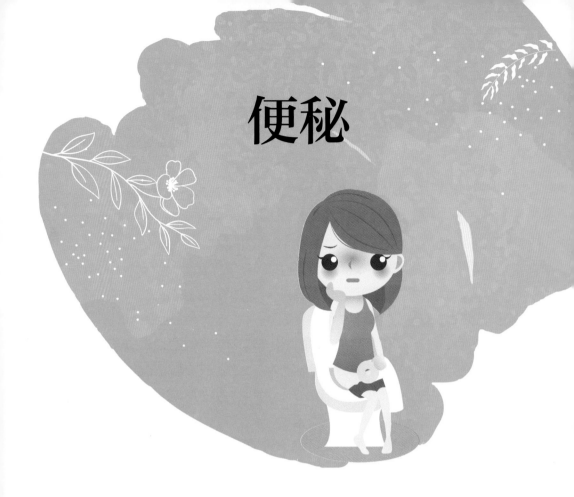

  吃喝拉撒睡，是人五项基础的日常活动，缺一个都没办法继续活下去。其中"拉"和"睡"是相对比较容易出现问题的环节，而且这两类疾病似乎都更倾向于女性。失眠的问题之前说过了，现在咱们来说说便秘。

  我国成人慢性便秘的患病率为 4.0%，其中女性高于男性，有数据显示中国慢性便秘的男女患病比例为 1∶3.74。慢性便秘患病率随年龄增长而升高，除了高龄和女性外，还有其他一些影响因素，如经济状况、文化程度、生活方式、饮食习惯和精神心理因素等。其中经济状况和文化程度对便秘的影响可能是不同阶层饮食习惯、生活方式的差异导致的。低身体质量指数（BMI）和生活在人口密集区的人群更易发生便秘。膳食纤维摄入少、喝水少和运动量少也会增加慢性便秘发生的可能性。此外，焦虑、抑郁和心理创伤等也是便秘发生的危险因素。

  当然，还有一些便秘是由于遗传因素或使用了某些容易引起便秘的药物所致，如一些抗抑郁药、抗癫痫药、抗精神病药、钙剂、铁剂、止泻药以及部分止痛药等，它们都会引起便秘。如果怀疑是药物因素引起的便秘，要咨询医生或者药师，不要擅自停药。

女性多发便秘的原因

大家都可能会面对便秘的情况，那为什么偏偏女性便秘的就多呢？这和以下因素有关系。

生理结构　女性直肠前面有子宫，月经周期中随着激素水平的变化，子宫也会跟着变化，挤压到直肠会让直肠弯曲度增大，大便通过会变得不顺利。

激素水平　雌激素水平增高的时候肠蠕动会变得迟缓，所以部分女性月经期前更容易出现便秘。

怀孕　研究显示约 40% 的女性在孕期会发生便秘，一方面，孕激素分泌增多会抑制肠蠕动；另一方面，随着胎儿越来越大，会压迫肠管及盆腔血管，这也会加重便秘。

什么情况才算是便秘

很多人认为应该每天排便，如果有一天没有排便，那就是发生了便秘。其实并不是这样的，便秘的诊断目前采用罗马Ⅳ标准。

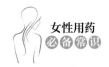
罗马Ⅳ标准

1. 超过 25% 的排便感到费力。

2. 超过 25% 的排便为块状便或硬便。

3. 超过 25% 的排便有不尽感。

4. 超过 25% 的排便有肛门直肠梗阻 / 阻塞感。

5. 超过 25% 的排便需要采用手法辅助。

6. 自然排便次数少于每周 3 次。

以上情况需要至少满足 2 条，且至少持续 3 个月，距离第一次症状发生不少于 6 个月。

一旦确诊为便秘，就需要引起我们的重视，因为长期便秘可能诱发一系列肛门直肠疾病，如痔疮、肛裂，直肠脱垂等。现有研究显示，慢性便秘与结直肠癌、肝性脑病、乳腺疾病、阿尔茨海默病等疾病的发生可能有一定联系。此外，在急性心肌梗死、脑血管意外等疾病中，过度用力排便还可能导致病情加重，严重的情况下甚至会导致患者死亡。

改善便秘的方式

膳食纤维 众所周知，补充膳食纤维可改善便秘症状。天然食物和膳食纤维补充剂中都含有膳食纤维。膳食纤维是形成便便的主要成分，同时它还可以结合更多水分，让便便变得更大、更容易排出；其次，膳食纤维可以刺激肠道蠕动，促进排便。麦麸中含有较为丰富的膳食纤维，可以有效缓解便秘，但是有可能加重肠易激综合征患者的腹胀和腹痛感。不过膳食纤维也并不是越多越好，大量的膳食纤维会造成腹胀，建议先从少量摄入，如果耐受程度良好，可以根据实际情况和效果再缓慢加量使用。膳食纤维每日推荐摄入量是 20～35g。如果通过日常饮食摄入无法满足需求，还可加用生麦麸进行补充。

膨胀性轻泻药　这类药物包括甲基纤维素和小麦糊精等，主要靠吸收水分和增加粪便体积来发挥作用，同时可有效增加排便频率并软化粪便，而且不良反应小。这类药物可以单独使用，也可以和膳食纤维结合使用。很多海外代购的缓解便秘的药物会含有这类成分，国内的一些缓解便秘的保健品也会含有这类成分，购买的时候应该注意关注成分表。

表面活性剂　如多库酯钠，通过降低粪便的表面张力，让水分更易进入粪便，与其他药物的服用时间应间隔 2 小时。这类药物几乎没有副作用，但效果不如膨胀性轻泻药。

渗透性泻药　聚乙二醇可以促进肠道分泌水分，进而增加排便频率。在肾脏和心脏功能不全的患者中过量使用这类药物可能导致电解质紊乱和容量超负荷，需要警惕。聚乙二醇几乎不被人体吸收，所以安全性较好，老人和孩子也可以使用。国内常用的是聚乙二醇 4 000，还有一种复方聚乙二醇电解质散，通常是在肠道手术或者肠镜检查之前清肠用的，大家可别搞混了。

乳果糖的作用原理和聚乙二醇类似，不同的是乳果糖在结肠会被细菌分解而产生大量气体，所以使用者会出现胀气、排气、腹部不适等表现。乳果糖通常需要 1～2 天的时间才能起效。

刺激性轻泻药　这类药物主要通过促进肠道蠕动来发挥作用，一般服用后 6～12 小时见效，常用的有比沙可啶和番泻叶。因为属于刺激性药物，有些人吃了之后会肚子痛，这时建议停药并且更换其他方式来改善便秘。长时间连续使用这类药物可能导致体内电解质紊乱，大家一定要重视起来。很多人经常买的日本粉红便秘小药丸的主要成分就是刺激性轻泻药，其实国内也有这种成分的药物，没有必要专门海淘。粉红便秘小药丸的单片剂量是15mg，而国内外其他品种常见的规格是 5mg，可见粉红便秘小药丸的剂量偏大，虽然还是在推荐剂量范围内（5～15mg），但是我们通常建议从最小推荐剂量尝试，没有不良反应且效果不理想的情况下才考虑加量。

大家可能觉得很多海淘药物特别好用，但好用往往是因为药效"够猛"，根本原因是剂量大，又敢用一些特殊成分。这里面的内幕，我会专门

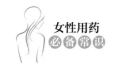
和你分享，这里先保留一点儿悬念。总之，国外有的药物，绝大部分国内也有，由于语言问题会让我们无法清晰理解国外药物的成分、剂量、使用方法，而且海淘药物中很多是复方药，里面有可能含有并不适合你的成分，所以我在此真心提醒大家，为了健康，要谨慎对待药物，一定不要跟风用药。

对于严重便秘，使用上述药物无效的，要去医院寻求医生的帮助，查明引发便秘的根本原因。

除了以上针对慢性便秘使用的药物之外，平时偶尔便秘可以使用一次开塞露。开塞露起效快、使用方便、安全性高，可以放心使用。但是这只适合用来应个急，长期使用容易产生依赖性，会降低我们自主排便的功能。

一些不建议常规使用的产品

酵素　如今酵素俨然成了一个万能药，通便、减肥、美颜，甚至抗癌，简直无所不能，在女性圈中呼声极高，相应产品也是价格不菲。酵素其实并没有那么神秘，简单来说是以蔬菜、水果等为原料，让其充分发酵。酵素严格来说就是一种酶，大多在胃部就被分解掉了，发挥不了想象中的作用，从作用原理上看对改善便秘意义也不大。市面上针对便秘的酵素产品里面成分很复杂，复杂到根本看不出是什么东西。如果吃了真的可以缓解便秘，不排除里面添加了泻药的可能性。

益生菌　目前仅有小部分低质量研究显示益生菌可能会对便秘有效。在实际接触的患者中我会发现，绝大部分人使用益生菌是无效的。我们不要对益生菌抱太大希望，可以尝试，但如果没有效果就不要怀有执念，果断放弃就好。

大麦若叶　这类市面上经常宣传可以改善便秘的产品其实大同小异，里面最主要的成分不过就是膳食纤维，多吃点儿蔬菜、水果同样可以达到这种效果。这类产品打着"清宿便"的旗号，可惜"宿便"本身就是商家自己创造出来的说法，现代医学上根本就没有这个词儿。如果你吃这类产品有用，要么是平时蔬菜、水果吃得不够，要么是产品中含有泻药。

含有中药成分的保健品 这类保健品中可能含有刺激性泻药成分，如大黄。很多人根深蒂固地认为中药很安全，没有任何副作用，其实中药也是药物，是药物就会有不良反应的风险。如果想选择这类保健品改善便秘，建议提前咨询专业的中医师。

我虽然没有便秘，但身边很多家人、朋友却被便秘问题困扰着，答应我，便秘的你一定要认真看完这部分内容，这样也不枉费我趴着敲完了这许多文字。

丰胸

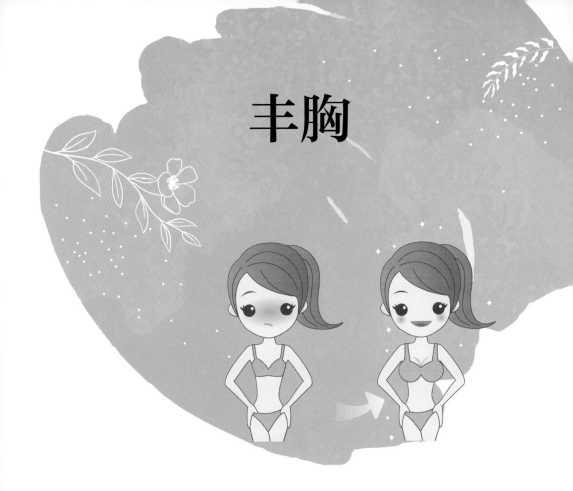

　　这些年，凡是和可以让女性变美搭上边的东西，全都火得一塌糊涂，尤其是身边的姐妹，到了我们这个年龄还不知道医疗美容的恐怕会被当作外星人看待。女人整形那些事儿，除了脸，就属胸部最容易受到大家的关注了，于是各种产品和手法陆续涌现出来，花样真是不少。但有些悲观的事实是，青春期过后的乳房很难再变大，除非整个人都变胖了。为了让你不再相信那些江湖骗子的套路，我决定从根儿上来说一下丰胸。谁家的钱都不是大风刮来的，咱不花冤枉钱。

认识乳房

　　首先，我们来深度了解一下身体的这个重要部位——乳房。乳房主要由结缔组织、乳腺、脂肪组织组成。乳房的后壁是胸大肌，它对乳房有支撑作用。

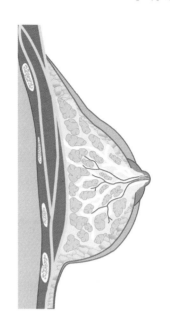

结缔组织有点儿类似于我们吃的牛腱子里那层透明的筋膜，像网一样存在于各个组织之间，主要作用是把乳房悬挂起来，而不是耷拉下去。

乳腺组织占乳房的 1/3，负责把乳汁输送到乳头，这也是哺乳期乳腺炎发病的部位。女性排卵期和月经前期雌激素分泌增多，雌激素可以让乳腺变大，所以有些人会在上述阶段感觉乳房胀痛。

脂肪组织占乳房的 2/3，发现了吗，其实主宰乳房大小的是脂肪，就是那个让你又爱又恨的脂肪。

其实我一说，你就明白了，要想乳房变大，变胖就可以啦。经常健身的人都知道，局部减肥是不存在的，身体本来就是一荣俱荣，一损俱损的整体，谁也别想搞特殊。同理，局部增肥也是不存在的，很多妹子总结出来的定律真的很让人崩溃，那就是"胖先胖脸，瘦先瘦胸"，总之减肥的话胸是一定会变小的。

常见的丰胸方式

说完了乳房，我们再来看看市面上常见的丰胸方式。

按摩丰胸　要是按一按就可以达到让乳房变大的目的，那世界也太美好了。采用这种方式，会不会按大我不知道，按肿了倒是有可能。不论是脂肪，还是乳腺，都不可能按一按就变大，这不科学。另外，很多妹子觉得确实有效，按了一段时间后乳房有明显的胀胀的感觉，用软尺量了一下也的确有效果，这其实并不是什么好事儿，且听我说给你。按摩的时候往往会用到精油，有些精油中会存在雌激素成分。雌激素的确可以让乳房变大，但同时

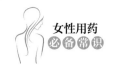
也会增加乳腺癌和内分泌紊乱的风险，这个代价是不是有些高了？

还有一些商家声称按摩可以刺激卵巢分泌内源性雌激素，这听上去挺诱人，不过仔细一想也不对，上学的时候生物老师不是这么讲的啊，卵巢分泌激素不是来自下丘脑 - 垂体 - 卵巢轴的调节吗？如果按一下雌激素就多了，那更年期女性都去按按，更年期症状不就都可以消失了吗？

还有的说按摩可以防止乳房下垂，然而只要地球引力还在，就没有人能够阻止乳房下垂的发生。随着女性年龄增长，雌激素水平下降，皮肤会变得松弛，乳腺也会萎缩、下垂。由此可见，所谓"通过促进局部的血液循环，加快新陈代谢，帮助乳房塑形"是没有任何科学依据的。

药物丰胸　哪怕说得天花乱坠，其实还是雌激素。很多丰胸的护肤品和保健品含有雌激素或者类雌激素成分，刚才说了，代价高了些。还有一些产品的成分暂时存在争议，没有高质量的证据证明其有效、安全。国内的丰胸产品都是采用特殊的批准文号上市，属于特殊化妆品。如果你买来的产品或者在美容院用的丰胸产品上没有"特妆"开头的批准文号，那基本可以判定为"三无"产品，或者压根儿就是个普通化妆品而没什么丰胸效果。售卖丰胸药物，一方面可以带来收益，另一方面则是伤人的不良反应。很多美容院推荐的丰胸药在正规医疗机构的整形科都查不到，你细品，如果真的有用又安全，正规医疗机构会把这种赚钱的好机会往外推吗？

食物丰胸　食物丰胸更是谣言一地，但好在对身体总归没啥大坏处，顶多吃胖点儿而已。豆制品里含有的大豆异黄酮，也叫植物雌激素，效果很有限。再说如果单靠吃大豆就能解决丰胸的问题，那整件事情就简单了，咱也不用折腾了。木瓜的形状有点儿像胸，但以形补形也不靠谱，想用木瓜把胸变大，只能把木瓜塞到胸罩里才行。猪蹄和雪蛤含有丰富的胶原蛋白和脂肪，这个靠谱，但胸大的同时肚子也可能会变大。如果人类能攻破只长胸部不长肚子这个难题，该有多好啊。

运动丰胸　运动可以让乳房的结缔组织弹性更好，本来下垂的乳房会因此变得更加挺拔，无形中会在视觉上形成丰胸的效果。某些运动，如瑜伽，可以让人改掉驼背含胸的习惯，也会让乳房显得更挺拔一些。这些方式都很靠谱，可以尝试。乳房下边是肌肉，如果肌肉厚实起来，就仿佛给乳房加了一个"内增高"，也会显得更大一些。但这只是理论上的推测，女性不太容易练出厚实的肌肉，生活中很多肌肉男的胸比我们的罩杯大，我们却只是越练越瘦、胸越练越小。不过真的把胸肌练出来，估计也不是你想要的样子，不信可以去看看那些女健美冠军。

手术丰胸　难道就没有可以真正丰胸的办法吗？其实有的，不过得动刀子。

如果已经过了青春期，可以选择手术丰胸。手术一般分为两种方式，一种是自体脂肪移植，就是把你胖的地方的脂肪抽出来，注入胸部。这个对手法的要求非常高，重要的事儿再次强调——一定要去正规的医疗机构。优点是自己的脂肪用着放心，不会损伤腺体，手感也更真实。手术的刀口小、恢复快。缺点是抽出的部位可能会出现不平的现象，而填充进去的脂肪也有坏死、吸收的风险，自体脂肪移植吸收率通常在 50% 左右，所以多数情况下需要反复多次操作。此外，本来就瘦的姑娘无法进行自体脂肪移植，所谓巧妇难为无米之炊。

另外一种方式是置入假体，即将乳房假体置入体内以增大乳房体积。优点是手术一次完成、时间短、手感逼真、术后效果立竿见影。但术后一段时间要坚持按摩并且避免上肢剧烈活动，有极个别人可能会因异物反应过度而产生排斥反应。如果原来的乳房发育比较差，术后乳房的手感也会稍硬。2017 年美国食品与药物管理局发布警告称："到目前为止的所有信息表明，与没有接受过乳房假体的女性相比，使用乳房假体女性具有很低但会增加进展为间变性大细胞淋巴瘤的风险。"

如果还没过青春期，只要好好吃饭、好好运动、好好睡觉就可以了，别瞎折腾。

除了丰胸这个噱头，关于乳房保健，淋巴排毒的各种说法也是层出不穷。要想真正关爱我们的乳房，要点只有三个：选择大小合适的文胸；保持健康的生活方式；定期体检。

燕瘦环肥，A 有所长，F 有所短，大胸妹子也有烦恼。其实时代一直在变，没有人说得清到底什么是真正的时尚，什么是真正的美。如果说胸部挺拔会让你开心，记得去正规的医疗机构哦。

减肥

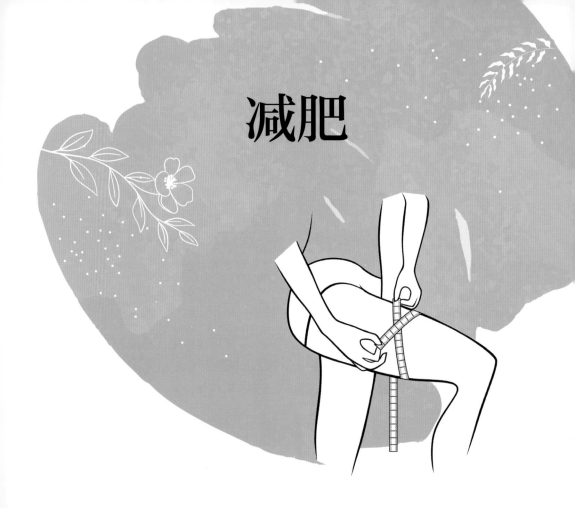

　　说到减肥药，真的要先正襟危坐地跟姑娘们强调一件事——乱吃减肥药可是会死人的。不信的话，大家可以去网络上搜一下相关新闻，吃减肥药吃到肝衰竭、肾衰竭的并不是什么新鲜事儿，直接吃死的也不少。是谁给你的勇气把那些五花八门的小药丸塞到嘴巴里的？

　　最头痛的就是有人来咨询的时候拿出一些用小塑料袋装着的药丸："药师，我吃减肥药后发现怀孕了，你帮我看看这个孩子能不能留下？这袋药是日本的，这袋药是泰国的……"这些药袋上面没有任何成分的标注，药师的眼睛也不是药物分析仪，根本不可能知道里面具体是什么成分。如果不是因为发现怀孕了，估计这位女士还要继续吃下去。

　　连成分都不敢写，多半有猫腻！咱先说说这些药丸里可能含有的成分。

泻药

减肥药里最常添加的莫过于泻药，比如酚酞、番泻叶、大黄素、比沙可定等。泻药可以让人拉出很多水分，体重下降也快。其实急性胃肠炎之后你会发现体重也会掉个五六斤，可稍后很快就会长回来，因为减掉的不是脂肪而是水分。长期大量使用泻药会造成体内钾、钠等电解质紊乱，还有可能诱发心律失常、神志不清、肌痉挛以及倦怠无力等不良反应。有一种日本小粉丸，想必热衷减肥的姑娘们一定不会陌生，其实那就是用来缓解便秘的，其中就含有比沙可定，建议使用这种药物治疗便秘的姐妹一旦出现腹泻、腹痛等症状就立即停药。本来这些是短期的对症治疗药物，却被某些商家当作减肥药来宣传，长期服用危害可想而知。

甲状腺素

甲状腺素可以促进人体新陈代谢，增加能量消耗。常见的不良反应是心动过速、月经失调、震颤等。

安非他明

安非他明是中枢神经兴奋剂，有成瘾性，可导致高血压、头痛、精神障碍等。

芬氟拉明

芬氟拉明是食欲抑制剂，由于其可能导致心脏瓣膜损害和肺动脉高压等

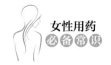

严重不良反应现已退出市场。

西布曲明

某种风靡一时的减肥药就含有这种成分。西布曲明可以作用于神经系统，能抑制食欲。后来的研究发现它有引发严重心血管疾病的风险，我国早在 2010 年 10 月就宣布停止西布曲明的生产和销售。除了心血管疾病之外，西布曲明还可能引发口渴难耐、头痛、失眠、心跳加速、记忆力下降等不良反应。

克伦特罗

克伦特罗（俗称瘦肉精）可以促进脂肪的分解、增加肌肉含量，这个经常被违规添加在猪饲料里的成分也是减肥药中常见的违规添加成分。克仑特罗会导致肌肉震颤、电解质紊乱、恶心、呕吐、头痛、心悸等问题。

利尿剂

利尿剂，如呋塞米等，会增加排尿，这样用下来减少的也是体内的水分而不是脂肪，长期使用会导致体内电解质紊乱。

氟西汀

氟西汀是精神类药物，通常用来治疗抑郁症。氟西汀的副作用包括抑制食欲，毫无悬念，这个副作用又被商家瞄上了。其实氟西汀还有很多其他的副作用，如影响神经系统，引发头痛、紧张、失眠、焦虑、性欲减退、抽搐等，大量服用还可能引发严重的肝脏损害，同时还有可能导致呼吸抑制、衰竭甚至死亡。

以上这些只是所有减肥药中的一部分而已，其他杂七杂八的大家可能连作用机制还搞不清楚，潜在的威胁会更大。这些成分有一个共同点，那就是统统都是违规的、不合法的。那有没有合法的减肥药呢？有的，目前国内批准使用的减肥药物只有一种——奥利司他。

奥利司他

奥利司他于 1999 年首次在美国上市，目前在我国作为非处方药管理，主要用于肥胖或体重超重者（身体质量指数 ≥ 24kg/m²）的治疗。所以姑娘们，先算算自己的身体质量指数，算完就会发现其实你们的体重很标准，真的不需要再瘦了。奥利司他是一种脂肪酶抑制剂，人体想要吸收食物中的脂肪，必须先用脂肪酶把食物脂肪分解成可吸收的脂肪酸。奥利司他可以和胃肠道的脂肪酶结合，让脂肪无法消化。一般认为，奥利司他可以阻止 25% ~ 30% 的脂肪吸收，这些未被吸收的脂肪直接随粪便排出，从而达到减脂的作用。奥利司他单次剂量一般为 120mg，一天 2 ~ 3 次，吃饭时服用，服药期间一般要求保持低脂膳食。

从奥利司他的作用原理来看，似乎并不适合大多数减肥人群的需求。

首先，它并不会让我们身上已经存在的脂肪变少，只会让吃进去的脂肪减少，所以本来就胖的你依然还是胖。

其次，很多减肥人群已经不怎么吃脂肪类食物了，食物中既然没有脂肪了，再吃这种药物也就没有多大意义了。

最后，如果你喜欢吃脂肪含量高的食物，又怕胖，可千万不要以为吃了奥利司他就万事大吉了，此药只能让大约 1/3 的脂肪免于吸收，剩下的 2/3 还是会变成身上的肥肉。

即使想减少那 1/3 脂肪吸收，也是需要付出代价的。奥利司他最常见

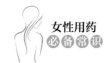

的副作用就是因为脂肪消化不良带来的腹部不适、腹泻、大便紧迫感、油性大便，甚至大便失禁。说通俗了就是时不时地"屁股流油"。服药期间，很多姐妹甚至要穿成人尿不湿，这就尴尬了。而且长期服用奥利司他可能引起脂溶性维生素吸收减少，如维生素 A、维生素 D、维生素 E 和维生素 K，这是因为脂溶性维生素一般都是溶解在脂肪中才能被人体吸收并且利用的。长期服用此药时需要额外补充这些脂溶性维生素，补充时间和服用奥利司他的时间至少要间隔 2 个小时。另外，还有数据显示长期服用奥利司他有造成肝脏损害的风险。

考虑到奥利司他的性价比，我为它描绘了一下目标人群：身体质量指数 ≥ 24kg/m²，在采取全面的生活方式干预后 3～6 个月时总体重减少不足 5%，才能在专科医生综合评估后决定是否需要使用。孕妇、慢性吸收不良者、胆汁淤积症患者和器质性肥胖者应该禁用。18 岁以下的儿童和青少年以及哺乳期女性也不建议使用。

截至目前，美国食品与药物管理局批准上市的减肥药有 5 种，包括利拉鲁肽、氯卡色林、纳曲酮 - 安非曲酮、芬特明托吡酯和奥利司他。在美国，这些减肥药被批准用于肥胖人群（BMI ≥ 30kg/m²），或合并至少一种体重相关合并症（如高血压、2 型糖尿病、血脂异常）的超重人群（BMI 27～30kg/m²）。

JAMA 杂志曾经发表过一篇荟萃分析，总结了 28 项涉及上述减肥药的随机临床试验，共纳入近 3 万名患者。对比看来，这 5 种药物中芬特明托吡酯的效果貌似最好，1 年后 75% 的患者体重下降超过 5%，平均体重下降为 8.8kg；利拉鲁肽效果排名第二，1 年后 63% 的患者体重下降超过 5%，平均体重下降为 5.3kg；奥利司他的效果最弱，平均体重下降只有 2.6kg。从不良反应来看，利拉鲁肽和纳曲酮 - 安非曲酮因出现副作用而停药的概率较高。

药物减肥要承受不良反应的风险，节食减肥也不可取。人体需要养分，当吃得太少的时候食物产生的能量会优先分配给重要脏器，如心脏、大脑、肺等。像性腺、子宫等这些非一级重要的器官就会能量不足，很多妹子减肥减到"大姨妈"都不来了就是这个道理。此外，节食减肥还会面临贫血、记忆力衰退、脱发、骨质疏松、胃下垂、子宫脱垂等潜在风险。为了瘦，把健康都搭上了，这笔账怎么算都是不划算的。营养不良时，皮肤也会变得暗沉且毫无光泽，时间久了还容易引起内分泌失调。这和我们的初衷是相悖的，我们瘦下来不就是为了美吗？更严重的情况是如果连大脑的养分都无法正常供应，还会出现抑郁症和厌食症，生命安全也会受到威胁。

虽然不是所有女性都吃过减肥药，但又有几个女人没有过减肥的经历呢？尤其是作为生了两个娃的中年女性，我在减肥这件事上也颇有发言权。每次怀孕之后的身材着实让人头痛。我也曾经尝试过各种方法，但最后证实了千年不变的减肥定律还是"管住嘴，迈开腿"，而且这两点缺一不可。生了老大之后感觉每天带娃太累了，实在懒得运动，于是乎从饮食上入手。瘦是瘦了，但是整个人状态很差，皮肤没有弹性、没有光泽，身材仍然走样，而且由于休息不好，营养跟不上，心脏还出现了问题。当饮食恢复之后，之前减掉的那可怜的几斤肉也迅速反弹了。

生了老二之后我重整旗鼓，合理搭配饮食的同时开始规律运动，每天会抽出一个小时运动，同时戒掉了甜食。一开始减重并不是很明显，但我一直很喜欢瑜伽老师说的一句话："坚持练习，一切你想要的都会随之而来"。果然越往后效果越惊喜，整个人精神了，体重有序下降，原来的大码裤子被陆续扔掉，对待家人和孩子也更有耐心。直到有一天换衣服时看了一眼镜子里的自己，马甲线居然隐约可见……

吃减肥药的姑娘们，连我这样的中年女性都可以做到的，你们真的不差啥，运动起来更加不是问题。均衡饮食加上合理运动，细心品味其中的真谛吧，好身材正在等你哦！

防晒

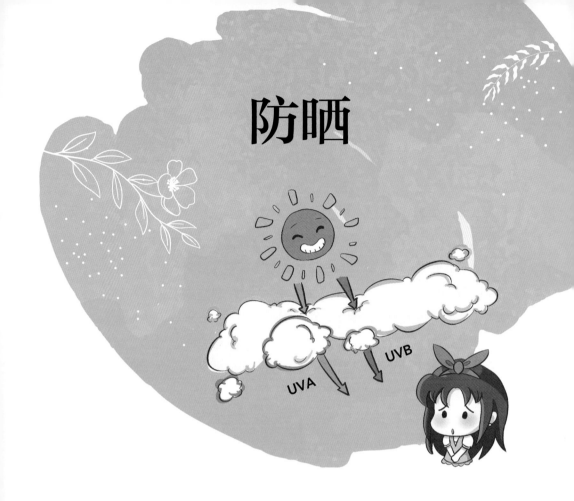

能够使皮肤衰老速度减慢的法宝有两个，即保湿和防晒。2019 年有个热门话题是关于防晒霜的，主要源于一项研究，即美国研究人员通过实验发现，防晒霜的成分会被吸收进入人体，这可能带来健康隐患。这个话题一出现，瞬间在女性中掀起了轩然大波"什么，我每天都在涂的东西你告诉我是慢性毒药，这可如何是好？"虽然防晒霜并不属于药物，但既然被人误会成毒药了，我一定要好好跟大家说说。

先别慌，这件事的确有，研究也是真实可信的，只不过我们理解得有些片面了。"会进入人体"，这没什么稀奇的，很多外用药物的成分会进入人体，而且药物剂型中有一种叫作"透皮贴剂"，利用的就是这个原理，我们贴在皮肤表面的药物，可以达到平喘、止痛，甚至避孕的效果。至于"可能带来健康隐患"，不是还有"可能"二字嘛，现在就来看看什么情况下这个"可能"会发生。

仔细解读研究细节之后，我发现这项研究使用的防晒霜的量远高于我们平时日常使用的量。"参加实验的人，在 3/4 的总体表面积上每天涂 4 次，连续涂 4 天，并且每平方厘米的皮肤要求涂满 2mg 的防晒霜。"这差不多相当于你穿着泳衣连续 4 天躺在海边沙滩上的时候所有暴露部位都涂抹防晒霜的量。而且研究结果也并没有明确指出防晒霜被人体吸收后具体会造成什么样的危害，只是说存在这种可能性。

谣言就是谣言，该涂的防晒霜还是要涂，但这项研究毕竟让我们了解到大面积涂抹防晒霜的确有安全隐患，该小心的也要小心。那么正常情况下，我们该怎么涂防晒霜呢？

阳光中的紫外线照射在皮肤上，不仅会破坏皮肤的胶原蛋白和弹性纤维，还会加速皮肤老化，使皮肤变得粗糙、松弛、肤色不均、局部色素沉着。姐妹们对这些肯定再清楚不过了，所以大家不化妆的时候也要涂防晒霜。防晒霜涂得不规范是达不到防晒效果的，那应该如何正确涂抹防晒霜呢？

正确涂抹防晒霜

想要达到最佳的防晒效果，防晒霜一定要足量涂抹，需要达到前面实验中提到的"每平方厘米的皮肤要求涂满 2mg 的防晒霜"。成年女性的面部皮肤面积大概是 450cm²，按照这个标准，需要涂 0.9g 防晒霜，有人换算过大概就是一元硬币大小。如果防晒霜质地比较稀薄，那还得再多涂点儿。一瓶 60mL 的防晒霜，每天只用来涂脸的话，原则上 4～6 周应该用完。

同样按照面积来换算，如果我们穿裙子，像胳膊、小腿这些部位也需要涂，每个部位大概需要"三块钱"。夏天，还有很多妹子习惯在身上喷防晒喷雾，但防晒喷雾喷出来的不全是防晒霜，有很大一部分是液化了的气体、酒精，添加这些成分是为了达到均匀抛射的目的，没有防晒效果。曾经有人做过测评，一只胳膊需要喷 10～30 秒的时间才能达到防晒要求，具体的喷射时间还和防晒品种以及人的高矮胖瘦有关。反正我以前用防晒喷雾的时候从来没在一只胳膊上喷过 10 秒以上，怪不得总是会被晒黑。看了上面这些文字之后，你是否会和我一样选择老老实实涂防晒霜呢？不过防晒喷雾用来

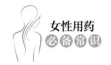

补涂还是挺方便的。

仔细想想，如果按照上面的量来算，我平时涂防晒霜量也不够，一方面涂多了太油，另一方面是觉得防晒霜挺贵的。有调查显示大多数人防晒霜的用量远低于推荐量，如果涂抹量只有推荐量的 1/4，那几乎没有什么防晒效果。夏天过去了，如果连一瓶防晒霜还没用完，那说明你的防晒工作十有八九不够到位。

防晒霜中不同指标的含义

选对防晒霜，首先要搞清楚几个指标：UVA、UVB 和 SPF、PA。

UVA 和 UVB 是不同波长的紫外线，SPF 则表示抵御紫外线 UVB 的能力，PA 表示抵御紫外线 UVA 的能力。UVA 的波长较长（320～400nm），让我们晒伤的强度不高，但穿透力强，一年四季不论什么天气 UVA 都能到达地球表面，照射到我们的皮肤上，就连玻璃也无法完全阻挡 UVA。所以无论是在开车，还是在室内，都难以完全避免 UVA 的影响。长期 UVA 照射会导致皮肤黑色素沉积，加速皮肤老化，这就是阴天、开车外出、在室内我们也需要涂抹防晒霜的主要原因。

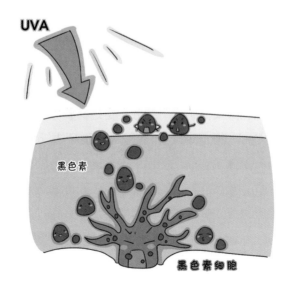

　　UVB 的波长较短（290～320nm），强度较大，可以让我们的皮肤在短时间内晒红、晒伤，但穿透力比较弱，所以阳光中的大部分 UVB 会被臭氧层挡住，到达地球表面的量很少。但也不能太乐观，因为随着气候的变化和环境的改变，很多地方的臭氧层变得越来越薄，到达地球表面的 UVB 可能会越来越多。

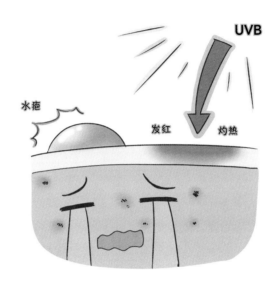

　　不论是 UVA 还是 UVB，都有引起皮肤癌的风险，即使不怕被晒黑，为了避免晒伤，也要涂防晒霜。因为除了减轻皮肤老化之外，防晒还能降低皮肤癌的发病风险。因此，我们在选择防晒霜时，防 UVA 和防 UVB 都很重要，缺一不可。目前市面上很多防晒霜防 UVB 的能力要好过防 UVA 的能力，也就是说防晒伤的效果比防晒黑的效果更好。要想不黑，还是不能完全靠防晒霜，常见的物理防晒手段，如遮阳伞、防晒衣、太阳镜，该用还是要用。

　　再来说一下 SPF，就是抵御 UVB 的指数，防晒伤的。目前市面上的防晒霜分 SPF15、SPF30、SPF50。这些数字表示隔离紫外线 UVB 的能力，如 SPF15 表示有 1/15 的紫外线可以穿透防晒霜到达皮肤，也就是说可以抵御 93.3% 的紫外线，可以使被晒伤的时间延长 15 倍；SPF30 则表示有 1/30 的

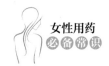
紫外线可以穿透防晒霜到达皮肤，也就是说可以抵御 96.7% 的紫外线，可以使被晒伤的时间延长 30 倍。这么一对比不难看出，93.3% 和 96.7% 并没有相差很多，而 SPF50 相对应的保护率为 98%，可见从抵御紫外线的强度来看，没必要一味追求指数高的产品。

从防晒伤的时间来看，SPF50 的防晒霜比 SPF30 的防晒霜防晒伤的时间更长，专业的术语叫作最小红斑量，也就是紫外线照射下出现红斑的最短时间。举个例子，在没有防护的情况下最小红斑量为 30 秒，如果涂抹了足量的 SPF30 的防晒霜，在 UVB 照射下最小红斑量可以延长 30 倍，也就是 900 秒；在原本 10 分钟就会让我们晒伤的强紫外线环境下，SPF30 的防晒霜可以让我们在 300 分钟，也就是 5 个小时内不被晒伤。相应的 SPF50 的防晒霜则可以达到 8 个多小时不被晒伤的效果。当然，这是在实验室环境中足量涂抹防晒霜的情况下得出的结果。有些人担心 SPF 太高会不会刺激皮肤，其实只要皮肤可以耐受，高 SPF 的防晒霜同样是安全的。

现实生活中我们会因为出汗、游泳、衣物摩擦等原因造成防晒霜的损耗，在这种情况下两个小时补涂一次防晒霜更靠谱，两个小时涂一次也就意味着刚才所说的防晒伤的 5 个小时或 8 个小时都没啥意义了。如果我们去海边玩儿，温度适宜不出汗、不下水，防晒霜没什么损耗，这时候使用 SPF50 的防晒霜还是挺省事儿的。

PA 是抵御 UVA 的指数，防晒黑的，分别以 PA+、PA++、PA+++ 来表示抵御 UVA 的能力，PA 后面的 + 越多，表示抵御 UVA 的能力越强。亚洲人以白为美，所以针对亚洲用户的防晒产品通常更注重 PA 值的高低；欧美人崇尚自然，白不白并不重要，PA 反而显得不那么重要了。

如何挑选防晒霜

物理防晒霜通常的成分是氧化锌或者二氧化钛，这类成分可以反射紫外线，减少紫外线的吸收。物理防晒霜对皮肤刺激性小，是我们经常推荐给婴幼儿的首选防晒霜。缺点是涂在皮肤上有些厚重、抹不均匀，还有点儿油油的感觉。对有化妆需求的女性来说，可能接受不了纯物理防晒霜。想确定一个产品是不是物理防晒霜，可以看成分表，有氧化锌和二氧化钛则代表有物理防晒成分，有时候含一种，有时候两种都有。二氧化钛的防紫外线效果不如氧化锌，所以物理防晒霜很少单独使用二氧化钛。

化学防晒霜是指防晒霜中的成分可以吸收并弱化紫外线，但这中间需要与皮肤细胞相作用，所以对皮肤表面的刺激性比物理防晒霜强，容易引发过敏、皮炎等皮肤问题。常用的化学防晒霜一般为了让防晒的效果更好，通常是多种化学成分联合使用。氧苯酮、辛酸、对氨基苯甲酸、甲氧基肉桂酸乙基己酯、水杨酸乙基己酯、奥立克林、Tinosorb M、Mexoryl XL 等都是化学防晒霜中的常用成分。化学防晒霜中使用的成分越多、越复杂，发生皮肤刺激的风险也就越高，但好处是轻薄、透气、不油腻，也不会影响妆容，所以大多数女性更倾向于选择化学防晒霜。

有很多防晒霜是混合型的，可以兼顾物理防晒和化学防晒的优势，如果不是皮肤非常敏感的人，选择的余地还是很大的。

了解了物理防晒霜、化学防晒霜和混合型防晒霜的特点，在选择防晒霜时还有几个注意事项需要提醒大家。

1. 要防 UVB，更要防 UVA，除了防晒伤，防止皮肤老化和晒黑也是我们的"刚需"。

2. 如果是敏感肤质，首选物理防晒霜。如果选化学防晒霜，可以先向销售人员索要一个小样试试是否过敏。

3. 有化妆需求的女性可以酌情选择混合型防晒霜。

4. SPF 并非越高越好，根据自己的实际需要选择就好。

5. 为了获得更好的防晒效果，建议在出门前 15～30 分钟涂抹防晒霜。

6. 日常活动中，防晒霜容易损耗，通常要求 2 个小时补涂一次。

7. 游泳或进行出汗较多的户外运动时最好选择具有防水功能的防晒霜。

8. 如果是去海边、雪地，需要加强防晒保护。

9. 涂抹防晒霜一定要足量，如果量不足，涂了可能也是白涂。

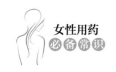

怀孕了可以涂防晒霜吗

孕妇可以涂，而且应该涂防晒霜。怀孕以后皮肤会变得更加敏感，色素细胞也会更加活跃，更容易出现皮肤颜色的变化，有没有发现孕妇的脸上更容易长斑？如果不做好防晒措施，孕妇的皮肤比一般人更容易受到伤害。但是对于孕妇，我推荐选择物理防晒霜，它几乎不被人体吸收，安全系数更高。

防晒霜要涂在哪一层

先做基础护肤，即涂抹化妆水、乳液或者面霜，这些护肤品要直接接触皮肤才能发挥最大效果，接下来才是涂抹防晒霜，最后是彩妆。简单说来就是在护肤品和彩妆之间涂抹防晒霜。

其实除了防晒霜之外，还有一些防护用具也挺好的，而且更安全、实用，如防晒帽、防晒伞、防晒衣等紫外线防护产品。这类产品选择前要看看是否真的有防晒效果，要看清楚产品标签上有没有国家标准编号 GB/T 18830—2009 和 UPF 值这类标识。建议选择 UPF ≥ 40 的产品。眼睛的防晒同样非常重要，阳光强烈的时刻太阳镜必不可少，国外产品可以选择有 UV400 标识的，国内一般有两个行业标准，即 QB 2457—1999 和 GB 10810.3—2006。

防晒霜并不是药品，但毕竟是涂抹在身体上的东西，所以出于专业敏感性，我还是专门整理了一下和防晒霜相关的知识。我有一个不太切实际的梦想，就是等我儿子上大学的时候，我和他走在校园里可以被他的同学指指点点，然后儿子可以自豪地说："那是俺娘！"

要想实现这个梦想，防晒这件事尤其重要。当然，除了脸之外，身材也很关键，这个嘛，就更不好实现了。不过，实现一样算一样吧，人总是要有梦想，万一实现了呢，是不？

面膜

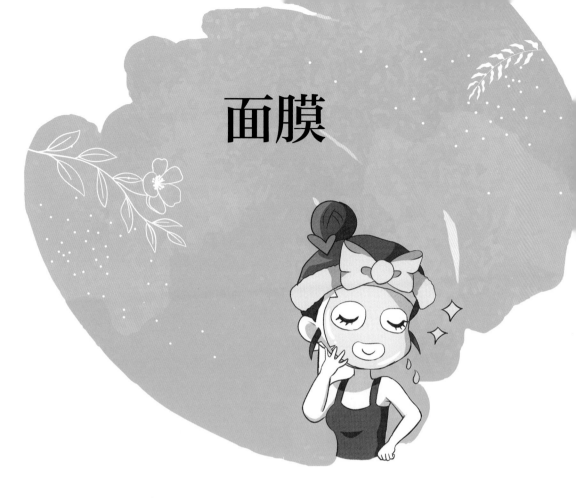

　　很多皮肤科医生已经多次讲过"面膜无用论"，道理咱都明白，如大分子根本吸收不到皮肤里，所谓的"水润"顶多就是皮肤被水泡过的效果，补进去的水只能停留很短的时间，面膜敷太久、频率太高反而对皮肤不好……

　　即便如此，面膜还是已经成为我们人生中不可或缺的一部分，戒不掉的那种。对于很多姐妹而言，敷个面膜就如同一个仪式，可以让心情瞬间好起来，自我感觉好到爆棚。试想一下，在打了一整天"鸡血"之后，是不是只有在敷上面膜的瞬间，我们才能真正让自己放松下来？所以我们不管有用没用，不管那种水润的感觉是暂时的还是长久的，就权当一个自我疗愈的方法，比找心理咨询师不知道要便宜多少。所以我这次不说面膜有啥用，只是把它假定为像"姨妈巾"一样的生活必需品，就单纯聊聊怎样选面膜。

　　估计大家在用面膜之前都不看成分，通常的套路是闺蜜说好用或者明星说好用，买！用着感觉不错，囤！又有一款很火，下单！于是乎家里就有了

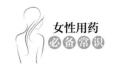
一抽屉甚至一柜子的面膜。这不能怪你们，因为随随便便一个面膜的成分可能就有三十多种。大多数的面膜还是外国的，要是都能看得懂，我服。但这一切的一切都不是我们放弃学习的理由。

透过现象看本质，你会发现从一两块的平价面膜到一两百的贵妇面膜，一款面膜中的成分再复杂也不过就那么几大类：水、保湿剂、防腐剂、增稠剂、天然提取物、舒缓成分、稳定剂及香精、色素等。

保湿剂 面膜的成分表和食物成分表一样，排在最前面的成分是含量最高的。除了水之外，面膜最主要的成分就是保湿剂了。最常见的保湿剂是透明质酸，其他常见的保湿剂还有胶原蛋白、甘油、神经酰胺、丁间二醇、丙二醇、天然保湿因子等。有人曾经做过统计，市场上的面膜中使用最多的保湿成分是甘油，甘油的保湿效果的确很好而且价格很便宜，如果你花高价买的面膜排在前面的成分居然是甘油，基本可以确定上当了。甘油的量多了会有黏腻感，丙二醇的量多了会增加皮肤的刺激性。透明质酸几乎算是面膜中的必备成分，但是一般添加量很少，究其原因还是因为贵。除了透明质酸之外，胶原蛋白也是比较贵的原材料。如果你买的面膜中这两种成分排名比较靠前，这个钱花得多半不会冤枉。神经酰胺大家并不陌生，除了抗衰老、美白，其实也有保湿作用，可以保持角质层水分的平衡。

防腐剂 由于面膜本身潮湿且富含营养的特性，如果不添加防腐剂就很难保存。防腐剂的成分很复杂，常用的有羟苯甲酯（尼泊金酯）、双咪唑烷基脲、苯氧乙醇、甲基异噻唑啉酮（MIT）、碘丙炔醇丁基氨甲酸酯、羟苯丙酯等。其中苯氧乙醇可产生灼热感，甲基异噻唑啉酮（MIT）过敏风险较大，敏感肤质需要避免使用。

增稠剂 主要用来保证面膜的黏性，否则面膜中的成分会像水一样很快就流走了，我们是敷不住的。其实你以为袋子里满满的那些精华，很可能就是这些增稠剂。像卡波姆、黄原胶、羟乙基纤维素等都属于增稠剂。

天然提取物 其实和很多祖传秘方一样，天然提取物的作用大多处于"尚不明确"阶段，即说不清楚到底有用没用。我个人认为如果是敏感肤质，这类成分还是少用为好。现在的面膜几乎没有什么食物或者植物成分是不敢添加的，芦荟、海藻、绿茶、人参、甘草、燕麦、牛油果、樱桃……算了我不打算继续写了，总之你能想到的有那么一点儿可以和养生、美容、抗氧化之类贴个边儿的，不管是能吃的还是不能吃的，商家都能把它添加到面膜里面去。这种成分添加量通常不大，忽略即可。加入这些成分主要是为了宣称"天然、无刺激"。其实能吃的东西不见得都能用在皮肤上，能吃的东西用在皮肤上也不见得都安全。

舒缓成分　常用的舒缓成分有尿囊素、红没药醇、甘草根提取物、积雪草提取物等。

稳定剂　稳定剂主要用来稳定 pH，也叫 pH 调节剂，如三乙醇胺、柠檬酸、氢氧化钾、乳酸、氨基酸等，多数是一些酸或者碱。这种成分不会对皮肤造成威胁，而且通常含量不多，仅仅是用来调节酸碱度而已，大家不必为此担心。

其他　面膜中的其他成分还包括香精、抗氧化剂，以及各种功效成分类，如美白成分、抗衰老成分等。

看完了以上内容有没有拨开云雾见月明的感觉？其实所有的面膜都是一个套路，我们本着差不多的原则，买些质量有保证、价格童叟无欺的产品就可以了。面膜毕竟是消耗品，千万不要被一些宣传噱头给骗了。那些宣传得天花乱坠、原理复杂到超出大部分人认知的，多半是骗钱的。咱踏踏实实买个物美价廉、成分中规中矩的产品也就可以了。再好的面膜，对皮肤的作用也就是敷面膜那阵子或者仅限于当天洗脸之前，倒不如把钱花在日常护肤上。

曾经咨询过一些皮肤科医生，从他们的角度来看，基础的护肤步骤是清洁—保湿—防晒。面膜不属于基础步骤，所以不是必需的。如果想要起到保湿的作用，可以使用保湿精华。除非皮肤状态不稳定，如光电治疗之后、晒伤之后，可以酌情敷面膜起到舒缓作用。为了"日常放松"的面膜可以选择成分相对简单、性价比高的医疗美容面膜。为了达到抗衰老、美白、祛痘等目的，可以使用一些大牌高端面膜。需要注意的是，面膜是不安全成分添加的重灾区，所以如果品牌来源不明，宁可不用也不要多用！

掌握了以上原则，下次再遇到心仪又价格合适的面膜，尽管放心盘它！

肉毒毒素

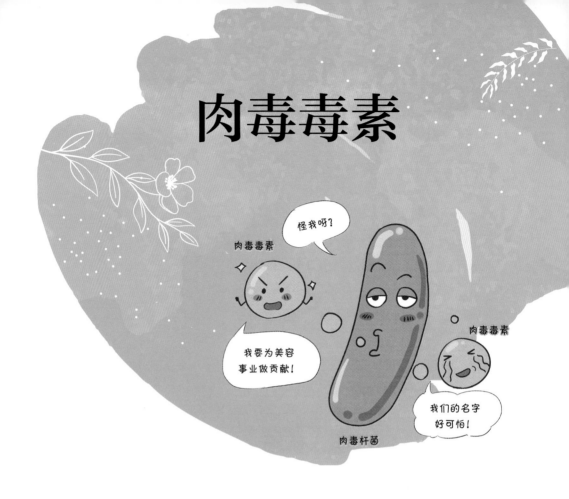

从古至今，一说到"毒"，没有人不怕。直到一个产品的横空出世打破了这个僵局——肉毒毒素，也就是大家俗称的肉毒素。

肉毒毒素是一种可以注射的神经调节剂，来源于一种由肉毒杆菌产生的神经毒素，它可以抑制外周神经末梢和肌纤维之间的神经传导，还可以让骨骼肌松弛或麻痹。肉毒毒素最初主要用来治疗某些疾病，但目前显然已经成为美容行业中抗皱、抗衰老的主力产品。

虽然叫"毒素"，如果使用方法正确，注射肉毒毒素是一种很安全的美容方式，它可以帮助我们改善很多面部缺陷。这么说吧，只要是你脸上看着不顺眼的皱纹，大多可以用肉毒毒素来解决。现在可以拿出一面镜子，我们先挤眉弄眼地观察一下自己，咱们的面部可以分为上、中、下三部分。

在面上部，肉毒毒素除了可以改善眉间纹、抬头纹、鱼尾纹等常见的皱纹之外，还可以使眼眉上提。眼眉下垂是衰老的常见特征，我们会发现很多年纪大的人即使在安静状态下也会给人以生气或者愁眉不展之感，这和眼眉下垂有很大关系。此外，肉毒毒素还可以让眼睛周围的肌肉（眼轮匝肌）弱化，进而让眼睛变大，看起来更宽、更圆。

在面中部，肉毒毒素可以使鼻上部以及鼻翼两侧的皱纹变浅。

在面下部，肉毒毒素可以改善嘴角周围的皱纹以及瘪嘴情况等，也可以改善下颌处的皱纹。

肉毒毒素对肌肉有弱化作用，除了常规的抗皱作用之外，肉毒毒素对咬肌肥大也有效果，也就是我们常说的瘦脸。同时，肉毒毒素还能改善微笑时牙龈外露的情况。怎样才算是露龈笑？并不是微笑时露出牙龈都算，只有微笑的时候牙龈露出超过 3 毫米才算，而且会影响美观。

除改善面部衰老以外，肉毒毒素还可以用来瘦小腿、瘦肩等，这时候使用的剂量会偏大，需要警惕不良反应的风险。

好了，镜子可以拿开了。之前几个闺密小聚，我和大家科普了上面的内容之后，你猜怎么着？大家脸上明显僵硬了很多，不敢有任何多余的表情，还有人甚至表示想把肉毒毒素打遍全脸。岁月果然是把杀猪刀，想当年满脸胶原蛋白的时候，谁会在乎多做几个表情呢？

感觉肉毒毒素不错吧？是不是瞬间就爱上了？先别高兴得太早，肉毒毒素的作用是暂时的，在注射后的几个月内你将会被打回原形，恢复到原来的样貌。

通常，肉毒毒素在注射后的 1 ~ 3 天就开始展现效果，效果会在 1 ~ 4 周达到顶峰，此后的 3 ~ 4 个月效果会逐渐减弱，直到完全消失。具体疗效的持续时间取决于注射部位、注射剂量及所使用的品种和配方。某些人的疗效可能持续 6 个月或更长时间，尤其是在同一部位接受过多次注射的情况下。

想要注射肉毒毒素，首先需要医生对你进行综合评估，只有在符合适应证的前提下才可以考虑注射。与此同时，医生还需要排除注射禁忌证。一般医生会建议 30 ~ 50 岁的人群将肉毒毒素注射作为首选，因为这个年龄段的人群注射之后性价比最高，即 30 ~ 50 岁是最合适注射肉毒毒素的年龄段。对于年龄超过 50 岁的人群来说，他们的皱纹更多是皮肤弹性减退所致，这

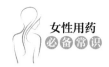

种是没有办法靠注射肉毒毒素来改善的。30～50岁的女性往往是最舍得往脸上砸钱的人群了，肉毒毒素真是精准定位了目标消费群体。

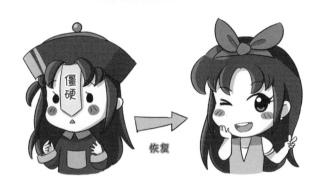

即使不规范的注射导致"僵尸脸"，
一段时间后也可自然恢复正常

注射的禁忌证

肉毒毒素注射的禁忌证并不常见，主要包括以下三种情况。

1. 已知对A型肉毒梭菌毒素及配方中任意一种成分过敏者。

2. 推荐注射部位感染者。

3. 部分神经肌肉疾病，如重症肌无力、Eaton-Lambert综合征、肌病或肌萎缩侧索硬化症患者。

此外，对于正在使用可能干扰神经肌肉传递药物的患者也需要谨慎，这类药物包括氨基糖苷类抗生素、胆碱酯酶抑制剂、奎尼丁、硫酸镁、琥珀胆碱等。当然，这部分内容大家了解一下就好，咱们需要做的，就是在决定注射之前和医生仔细沟通自己以往的病史，以及正在服用的药物。

妊娠女性通常应避免注射，有备孕需求的女性需要在备孕前3个月停用。在哺乳期女性中，目前尚不明确肉毒毒素的母婴传播风险，因此该人群也应避免使用肉毒毒素。

注射肉毒毒素痛不痛，会不会有瘀斑

怎么说呢，不管出于什么目的，扎一针都会痛。但是不同人对疼痛的敏感程度不一样，只能说在我了解的姐妹中，大多数人表示不怎么痛，或者虽然痛但可以忍受，不知道这里面有没有因为充满变美的期待而在内心为疼痛"减分"的因素。在注射的过程中，有的医生会在治疗部位用冰块冷敷或使用表面麻醉剂等以尽量减轻注射时的疼痛感，当然这还要看具体的注射部位。注射时使用的针非常细小，所以通常情况下注射引发的疼痛感是可以耐受的。

部分情况下注射后会产生瘀斑，比较常见的是出现在眼眶和嘴巴周围。基于这方面的考虑，如果你平时有使用抑制血小板功能的药物或者饮用具有类似作用的饮品，如阿司匹林、维生素 E、酒精等，在不影响健康的前提下最好在注射前停药或者禁饮该饮品（如禁酒）7～10 天。

有没有注射失败的情况

当然有，凡是药物都有不良反应的风险，肉毒毒素也不例外，如额肌过度松弛引起的眉毛下垂和提上睑肌松弛引起的眼睑下垂等。此外，如果内侧额肌松弛而外侧额肌正常，会造成抬高外侧眉毛的效果，这可能让你看起来有点儿"斗鸡眼"。其他面上部的不良反应包括俗话说的看东西重影、睑外翻、下眼睑下垂、眼泪过多、闭眼时力量减弱、干眼等。

对于面下部，不良反应主要涉及肌肉功能和面部表情，如有些人笑起来明显不自然、脸颊松弛、笑起来不对称、不能吹口哨等。在颈部区域大剂量注射甚至有可能导致吞咽困难和颈屈肌无力。

以上都是一些严重的不良反应，很多时候是由于使用肉毒毒素剂量过大或注射到了错误部位导致的。简单说来，如果注射的位点不够精准，就会使不想放松的部位放松，进而影响到表情；如果注射的剂量过大，会造成注射

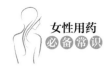
部位过度放松，如暴怒时眉毛皱不起来、大笑时眼角没褶，整个人假假的，一眼就会让人看出来你打了针。由此可见，选择什么人给你打针很重要，因为这明显是个技术活儿啊。注射的过程也绝不仅是哪里有皱打哪里，因为肌肉存在相互拮抗的情况，一旦抑制了一些肌肉，就会有另一些肌肉相对性增强，所以医生需要技术过硬、审美到位，如果长期找同一位医生，他就会对你的肌肉活动和变化更加了解，注射效果就会更好、更自然。

品牌的选择

这个就简单了，目前国内批准上市的有注射许可的正规肉毒毒素产品只有两种，即美国的保妥适和国产的衡力，其他的品牌统统不靠谱。

肉毒毒素就说到这里，其实让我们变年轻的方法有很多，如透明质酸注射、自体脂肪填充等。曾经的我也是蠢蠢欲动，但自从闺密和我说"医疗美容就是这样，一旦开始之后，你就再也无法接受打回原形的自己了"，我看了看卡里的余额，咽了下口水，决定尊重地球引力和自然规律。

透明质酸

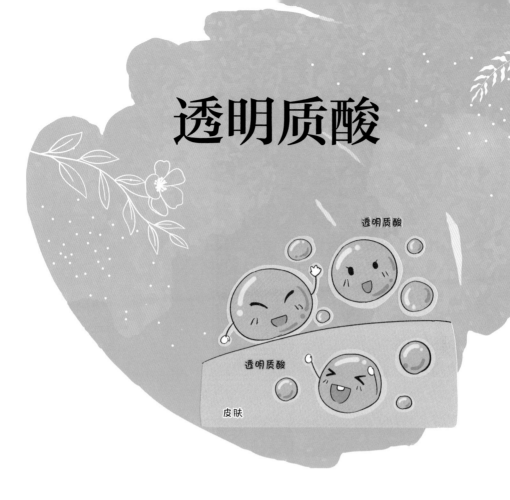

透明质酸

透明质酸

皮肤

　　往面部注射的美容针，不止肉毒毒素一种，还有透明质酸。透明质酸这个坑填起来有点儿大，因为肉毒毒素毕竟仅用于注射，而透明质酸有注射的、填充的、抹脸的、敷脸的，甚至还有口服的。既然这次提到了，咱就索性一并说清楚。

　　透明质酸又叫玻尿酸（HA），是人体中正常存在的物质，能起到滋润皮肤组织的作用，让皮肤看起来饱满丰润。透明质酸在人体中滋润的可不只是皮肤，在人体的很多部分都有它的影子，透明质酸含量高的部位还有关节腔、眼睛、血管、心脏、脑，它能够润滑关节、调节血管壁的通透性，调节蛋白质以及水、电解质的扩散及运转，促进伤口愈合等。一旦透明质酸含量减少，可能导致相关的疾病或症状，如关节炎、视物模糊、动脉硬化等。

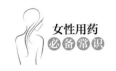
口服透明质酸

最简单的最先说，口服透明质酸类的美容食品很早就出现了。随着年龄增长，人体内的透明质酸含量会越来越少，老年人往往会感觉哪儿哪儿都干，哪儿哪儿都需要润滑。口服透明质酸整体安全性良好，大多被作为美容保健品和营养品来使用。口服透明质酸后，其有效成分到达皮肤的非常少，它们无法达到真正流失透明质酸的地方——真皮层。口服的一般是大分子透明质酸，但只有小分子透明质酸才能渗入真皮层。所以口服透明质酸对于皮肤，尤其是表皮的美容作用相对比较弱。很多研究证明这类产品的皮肤补水效果其实和安慰剂相比并没有明显不同，说白了就是吃和不吃没啥区别，那还挺贵的，吃它干啥？

外用透明质酸

外用的透明质酸实在是太常见了，几乎所有和保湿相关的产品其成分中差不多就有透明质酸的踪影。单是以透明质酸为主打成分的产品就有透明质酸面膜、透明质酸乳液、透明质酸面霜、透明质酸原液等，可以说是应有尽有！透明质酸的结构稳定，受环境影响很小，可以适应各类皮肤在各种季节、各种环境下的保湿需求。

透明质酸经常和其他保湿成分配合使用，这样效果往往会更好，所以大多数保湿产品中除了透明质酸之外，还会添加其他保湿剂。虽然透明质酸是人体中原本就存在的物质，但是想通过这些外用产品补充透明质酸并不现实，咱可不能小看皮肤的屏障功能，死心吧，补不进去的。不过一些大分子和中分子透明质酸可以把水分锁在皮肤表面，让水分流失减少，从而达到保湿的效果。这种保湿效果仅限于皮肤表面，时效还很短，仅限于透明质酸存在于皮肤表面的时候。总之，外用透明质酸保湿产品，不管是哪种，都需要长期和反复使用，才能达到我们想要的长期保湿效果。

此外，使用透明质酸产品的同时需要使用足够的补水保湿产品，如保湿水。因为透明质酸分子的吸水能力很强大，能吸收相当于自身体积 500 ~ 1 000 倍的水分子，因此被一些姐妹誉为"上帝的海绵"。透明质酸保湿的前提是得让它有水可吸，否则一旦吸不饱水分，它就会吸收皮肤原有的水分。如果你用过透明质酸之后感觉脸上反而紧绷，甚至能搓出泥，那就说明存在补水不足的情况。坦率地讲，如果想让透明质酸最大程度地发挥保湿功效，还需要封闭剂和润肤剂的配合。封闭剂可以在皮肤表面形成一层薄膜，阻止水分流失；润肤剂的作用则是填充表皮最外层细胞间的空隙，使皮肤表面纹理光滑、柔软，在短时间内体现护肤品的功效，这正是含有透明质酸的外用产品大多含有这两大类成分的原因。

除了最主要的保湿功能外，外用透明质酸还有修复受损皮肤和预防轻度皮肤损伤的作用。因为它可以通过促进表皮细胞的增殖和分化以及清除氧自由基而促进受伤部位皮肤再生，它的作用机制和防晒霜中的紫外线吸收剂不同，所以配合着防晒产品使用有协同作用，能达到双重保护的效果。

市面上有很多透明质酸原液，其实单独使用高浓度的透明质酸保湿效果并不好，相反还会让透明质酸从皮肤表面吸收更多水分，因为浓度越大，透明质酸的吸水能力就越强。如果这个时候补水不足，就会加剧皮肤的干燥。高浓度透明质酸不是不可以用，前提是要额外使用更高效的补水保湿成分。

注射用透明质酸

前两种透明质酸，一个是保健品，一个是护肤品，用来注射的可是实打实的药品了，不可以自己在家搞。

天然透明质酸质地柔软，大多用在外用的美容产品中，这种柔软的特性注射到皮肤中很快就会被吸收，所以目前可以进行面部注射的透明质酸通常是人工合成的。合成的过程中会使用交联剂，这些交联剂就像绳索一样把透明质酸分子连接起来，合成之后的透明质酸稳定性更好、填充后效果持续时间也更长。人工合成的工艺水平影响着透明质酸产品的品质，也正因如此，

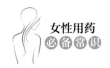

不同厂家生产的产品效果往往存在很大差异。

　　相信说到分子，每个不擅长化学的人听了都会头痛。但是如果说到透明质酸分子，估计没有几个人不知道。我们都知道分子越大，往往意味着越不好吸收。对于外用透明质酸，大分子的确不是什么好事儿，但对于用于填充的注射用透明质酸，分子越大，塑形效果就越好，吸收越慢，自然维持的时间就越久。

　　从皮肤的分层来看，小分子透明质酸可以注射在真皮层内，如水光针可以让皮肤看起来水嫩嫩的，也能改善一些浅浅的皱纹；中分子透明质酸可以注射在真皮层下，用于填充更深的皱纹，如法令纹等；大分子透明质酸用于更深层的填充，如鼻子和下颌的塑形。在我国，绝大多数透明质酸产品说明书中适应证部分写的是改善法令纹，也就是所谓中分子透明质酸。

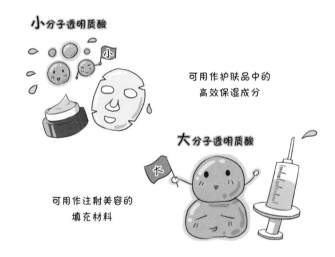

　　用来填充的透明质酸和肉毒毒素不同，肉毒毒素是通过其药理作用来改善外貌，而透明质酸是通过填充来改善外貌，也可以理解为注入一种假体。透明质酸产生的美容效果是立竿见影的，不需要起效时间，注射之后往往就有惊喜。

　　与自体脂肪填充相比，填充透明质酸伤口小、恢复快，填充部位精准，适合小范围的填充。自体脂肪填充通常注射量较大，如果量小还真不值得折腾一次，而且需要手术吸脂，恢复时间较长，所以适合填充范围相对较大、填充量相对较少的情况。

注射后的不良反应

肿胀是比较常见的注射后不良反应，透明质酸本身具有吸水性，所以医生在注射的时候往往会把这种特性考虑进来，如根据注射部位的不同以及产品肿胀系数的不同来综合评估填充的剂量，好让我们"肿"得恰到好处。除了肿胀之外，还可能出现局部淤青、填充部位不平整、结节、包块、不对称等。这些大多与医生的技术水平有关，所以还是那句话——手法很重要，找个靠谱的医生才是最关键的。除了手法之外，还有一些劣质产品也会导致不良反应的风险增加，如血栓，所以我们不只要找靠谱的医生，还要去靠谱的医疗机构。当然，只有在靠谱的医疗机构才能找到靠谱的医生。

注射一次效果可以持续多久

效果持续时间会受到很多因素的影响，如受产品本身特性影响最大，通常第一次注射吸收速度最快、维持时间最短。此外，注射效果和注射部位也有关系，如嘴唇和嘴巴周围处的注射效果可以维持 3~4 个月；泪沟、上眼皮凹陷处的注射效果可以维持 8~12 个月；法令纹处的注射效果可以维持 4~6 个月；太阳穴、颧骨部位的注射效果可以维持 6~8 个月，总之活动度大的部位效果持续的时间也会短一些。不同的人效果持续时间也有差异，这是由于每个人的代谢情况、生活环境、遗传因素等都是不同的，不可以拿别人的效果持续时间作为参考。其实我个人认为，这种持续时间短的美容方式也挺好的，效果不满意的话还可以等失效后重新注射，而且人的面貌会随着年龄不断变化，一劳永逸的美容方式保不齐就会有后悔的一天。

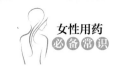
注射之后的注意事项

　　这里要划重点了，不要因为注射透明质酸后填充效果太过惊艳而一直忍不住捏来捏去。由于外力的作用会影响透明质酸填充后的形态，对于效果也会有影响，所以注射后至少两周之内都要避免用力按压注射部位及附近区域，如果是在鼻子周围注射了透明质酸作为填充物，近视的人群需要戴两周隐形眼镜。

　　随着大家对外表的重视程度越来越高，有越来越多的女性开始接触医疗美容，也有很多女性在这件事上付出了高昂的代价。人变老是自然规律，谁也无法逆转，包括医疗美容在内。那些吹得天花乱坠的美容项目，大家听听就好，如果决定进行医疗美容，就要去正规的医疗机构，毕竟来人间一遭不易，咱得对自己负责。

海淘药物

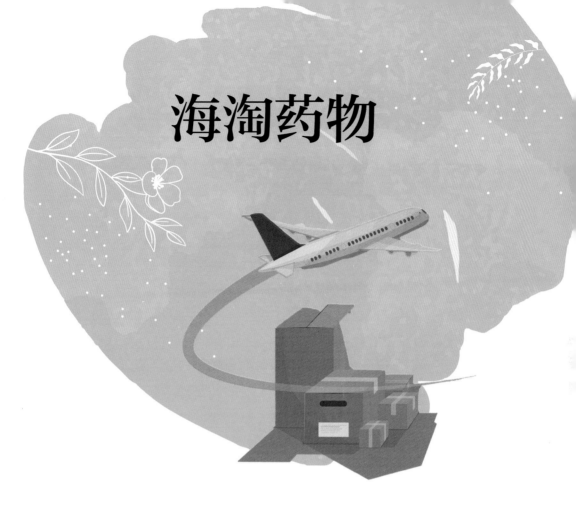

海淘药物是很多女性热衷的事情，大家喜欢做这件事情的原因大多是由于国外的药品被宣传得神乎其神，其中尤其是以日本海淘药物最为火爆。不用说别人，就连我父母去日本旅游的时候也带了很多药回来。

在日本，药品通常分为三类，只有第一类药品需要药剂师确认，第二类、第三类药品可直接出售，药妆店虽然也会有常驻药剂师，但通常只接受顾客的咨询，不会主动过问顾客的健康情况。至于我们经常海淘药物的平台客服，百分之百不是专业人士，更加不靠谱。

除了日本之外，这两年泰国和韩国也逐渐变成女性海淘药物的"重灾区"，尤其是泰国的减肥药，更是被很多新闻描述为"送命药"。药物属于特殊商品，直接关系到我们最宝贵的健康。很多时候花了冤枉钱倒是次要的，如果真的因为吃了海淘药而影响到我们的身体健康可就亏大了。以下我会挑几款比较常见的海淘药进行介绍，其他的大家举一反三自行甄别即可。

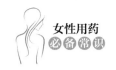
减肥药

海淘的减肥药中很多是以泻药为主要成分，尤其是日本的粉红色小药丸，其本身就属于泻药，有些女生会把它当作减肥药长期使用，有的电商客服宣称这种药物能够清除肠道垃圾、减轻体重，这都是不科学的。即使是便秘患者，使用这种药物也要看是否适合，而且这款泻药本身药物含量不低，用来减肥简直就是把不良反应当主要功效来用，会对身体造成伤害。

这几年泰国的减肥药很火，也很贵，便宜的 2 000 元左右，贵的甚至超过 4 000 元。但仔细研究其中的成分，几乎全是医生、药师们并不推荐的。很多泰国减肥药的主要成分是芬特明，是已经撤市的药物芬氟拉明的类似物，可能导致心脏疾病。还记得之前很火的减肥药"芬芬"吗，它就是由于上市一年后导致大量使用者发生致命性心脏疾病而撤市的。这类药物的作用原理是通过影响中枢神经系统，进而发挥抑制食欲的作用。泰国减肥药还有一个常用成分是氟西汀，它是主要用来治疗抑郁症的药物，同样也有抑制食欲的效果，但不良反应非常多。除此之外，还有一些成分，如呋塞米、普萘洛尔、地西泮、氯苯那敏、甲状腺素等，全都是临床常用药，但却没有一个有减肥的适应证。总之，海淘减肥药是个坑，大家千万要绕过。

美白丸

常见的美白丸中的主要成分是半胱氨酸、谷胱甘肽和维生素 C。从理论上来讲，如果皮肤中的半胱氨酸和谷胱甘肽含量增高，会打破人体内两种黑色素的平衡，使得皮肤颜色变浅一些；维生素 C 能抑制黑色素生成，从而起到美白的效果。但其实我们吃进去的东西吸收后能真正到达皮肤表面的非常少，吸收的过程中有效成分会有损耗，进入人体后有效成分也是全身分布的。

这类美白丸的安全性倒还可以，里面的成分大多很常见，但同时这也意味着其实我们完全没必要花高价去买这类东西。半胱氨酸的食物来源广泛，大多数肉类和奶制品中，如洋葱、菜花、甘蓝中都含有半胱氨酸；谷胱甘肽和维生素 C 在各种蔬菜、水果中的含量也非常丰富。

还有一种美白丸，它的主要成分是氨甲环酸，也被称为传明酸，很多代购是按照美白丸来推荐的。氨甲环酸是一种蛋白酶抑制剂，确实可以通过抑制蛋白酶对肽键水解的催化作用，从而阻断因紫外线照射而形成黑色素的过程。也就是说氨甲环酸确实可以起到一定的美白作用，通常外用效果还不错。在临床上，氨甲环酸通常是作为止血药使用的，所以这类药物长期服用有形成血栓的风险，它在日本的适应证也是用于止血，而非美白。

鼻炎药

很多用过的人都说海淘的鼻炎药很有效，疗效之所以这么好，是因为里面通常含有萘甲唑啉这种成分。鼻炎发作的时候主要症状就是鼻塞、流鼻涕，这两种症状都跟鼻黏膜血管肿胀、扩张以及分泌物增加有关系。萘甲唑啉这种成分可以收缩血管，喷雾剂又可以直接到达患处，用了之后人会觉得鼻子立马通气了，也不流鼻涕了，症状迅速缓解。

大多数人会发现，这种药长期使用后会导致原来的症状更重，长期使用还会形成药物性鼻炎。其实这类药物中国也有，如羟甲唑啉、赛洛唑啉等，效果都是差不多的，价格也比海淘来的便宜不少。这类药物的药品说明书中通常建议连续使用时间不要超过 7 天，有的国家建议最多连续使用 3 天。

脚气水

国外的脚气水经常会被大家传得神乎其神，其中一些药物里含有水杨酸，这种药物用过之后会让脚脱一层皮，对皮肤损害较大，不良反应风险也较高。我们目前还是倾向于使用更加温和的脚气膏，国内常用的脚气膏效果都不错。针对这种常见疾病的药物，其实全世界范围内推荐的都是那么几种

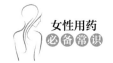

成分，如果真的有既安全又能立刻见效的药物，国内早就引进了。

滴眼液

海淘滴眼液主打宣传通常是"消除眼疲劳、红血丝，即刻改善眼干、眼涩"，甚至还有的被评为滴眼液中的奢侈品，价格不菲。这类滴眼液中通常会含有下面两种成分。

甲基硫酸新斯的明　这是一种能够调节肌肉收缩的药物，用在滴眼液里可以收缩睫状肌，瞳孔缩小之后聚焦会好一些，有点儿类似于我们眯着眼睛看东西，因而有人用完就会觉得看东西特别清晰，有一种眼前一亮的感觉。这类药物长时间使用会造成睫状肌功能异常，反而会让眼睛更加疲劳，同时也可能造成眼睛干涩、发痒。以后一旦出现不适，你就会想着再去用滴眼液，慢慢就离不开它了。

盐酸四氢唑啉　这种成分有收缩血管的作用，会让充血的眼睛迅速恢复，很多明星为了上镜好看也会经常使用。但它缓解红血丝的效果只是暂时的，频繁使用可能产生依赖性，还可能造成眼部血管粗大，形成恶性循环。这种成分还有轻度扩瞳作用，有导致部分人，特别是中老年人急性闭角型青光眼发作的潜在危险。

另外，很多滴眼液中含有防腐剂，液体制剂本来就容易变质，加点儿防腐剂其实无可厚非。正常情况下，需要治疗使用的滴眼液谁也不会经常去用，所以我们可以忽略防腐剂的影响。但这类防腐剂一旦长期滴入眼内，会给眼睛带来伤害。

消化药

这类药物中的成分非常复杂，有的药物中含有四种抗酸成分、一种消化酶，还有七种植物成分，加起来有十二种。每一种成分都存在禁忌证和不良反应，每一种成分也都有和其他药物发生相互作用的风险。效果暂且不论，如果不先搞清楚这些不良反应和相互作用就是对自己严重不负责。想搞清楚这些也不容易，因为部分植物成分很难查到任何的安全性资料，有效性也不是很确切。我们的胃只有一个，一定要照顾好它，乱用药物可使不得。

感冒药

海淘的感冒药里含有多种成分，在很多人看来成分越多越好用，但我们却忽略了另外一面，成分越多，不良反应的风险也越高。感冒本身属于自限性疾病，感冒药只能缓解不适症状，并不会让感冒好得更快。这类药物通常和国内的感冒药、退热药有重叠成分，一不小心同时使用还可能造成肝脏或者肾脏损伤，严重的还会危及生命。

止痛药

有一种海淘的止痛药是很多女性痛经时候的"救命药"，它共有四个版本，白色基础版、蓝色升级版、银色加强版以及金色顶级版，四个版本含有的药物成分和含量略有差异，止痛效果也是逐渐增强的。这四个版本都含有丙戊酰脲这种成分，在我国药品监督管理局的相关网站上查不到，在日本以外的很多国家丙戊酰脲也是被禁用的。比如在美国，丙戊酰脲早在 20 世纪 30 年代就因为副作用而被淘汰，长期使用可能造成血小板减少、凝血功能障碍、牙龈出血等不良反应。

之前曾经在一位同行的微博看到这样一个案例：一位 70 多岁长期腰痛的女性患者在康复医学科就诊。医生诊断后建议以腰围制动，再进行牵引和物理因子治疗，患者的症状好转。但她听了周围热心人的介绍，从海外网购了强力速效的"腰痛丸"，一开始服用效果的确很好，但只过了 5 天时间，便因头晕、呕血、黑便被送进医院进行急救。医生研究了这个所谓的"腰痛

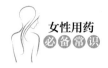
丸"，发现其中含有皮质醇（激素）。

这位医生分析，患者服药后出现的一系列症状是由于激素本身的一个严重副作用——消化道出血，"腰痛丸"每天一次的剂量是按照外国人的体重计算的，这位患者体重才 40kg，差不多是外国成年人体重中位数（70kg）的一半，剂量不超标才怪呢。

从 2008 年开始，海外代购药物的步伐就从来没有停过，开始是熟人帮忙带，后来有些人看到这中间的利益，于是形成了专业的代购团队。等到保健品公司看到了其中的商机，就变成网上直购，总之花钱的人从来没变，赚钱的人一波接着一波。我们海淘的路，又长又坎坷，回头看，最安全和最必需的药物楼下药店可能就有，还更便宜。

就在打算收笔之际，好朋友发来一个链接，"亲，这个保健品你了解吗，听说用完之后啥妇科炎症都管……"看来我的科普之路也是又长又坎坷，海淘药物的坑还没填完，这又冒出了保健品，白头发又多了几根呢……

女性保健品

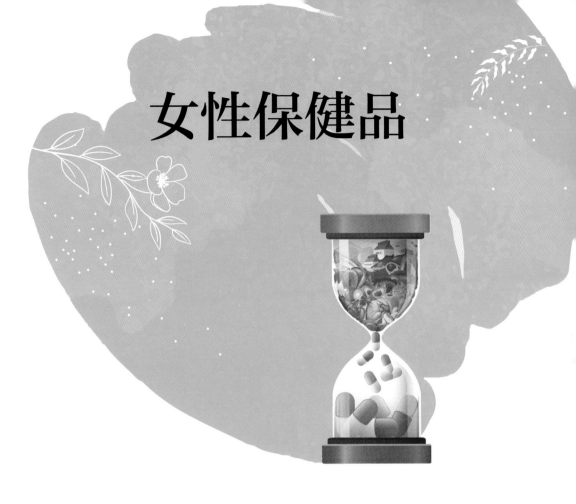

　　随着生活水平的提高，大家越来越重视自己的健康。很多姐妹的梳妆台上除了琳琅满目的化妆品之外，往往还会多出很多花花绿绿的瓶子。保健品似乎已经成为女性，尤其是中年女性的必备品了。但是问到很多人依据什么为自己选择保健品时，回答往往是"听说这个效果特别好""我朋友用了特别好""明星都用"之类。

　　不论是国外还是国内，保健品市场都很混乱，因为服用之后出现不良反应的风险通常很低，所以针对保健品的管理不像药品那么严格。市场混乱对消费者来说可真不是什么好事儿，很多时候花了冤枉钱不说，吃了不适合自己的产品或者添加违规成分的产品，长期下去不但对身体没有好处，反而还会产生坏处。

　　当遇到一款心仪的保健品，我们首先要看看它是不是被管理机构批准上市的。国内保健品批准文号格式和药品有些类似，如国食健字 G+4 位年代

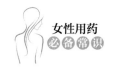
号 + 4 位顺序号，国内上市的进口保健品批准文号格式为国食健字 J+4 位年代号 + 4 位顺序号。如果一个保健品的外包装上没有上面这串批准文号，那就可以放下了。当然我们也可以去国家市场监督管理总局网站上进行查询，如果输入批准文号后出现的产品和手边的产品压根儿不是一回事儿，十有八九是遇到假货了。

在中国，保健品管理有明确规定，所有保健品都不可以声称自己有预防或治疗任何疾病的作用，这是不可逾越的"红线"，但是可以有减肥、通便、辅助降血脂等 27 项功能标注。总之，如果一个产品宣称自己可以治疗以及预防任何疾病，那么它一定不靠谱。

外来的和尚好念经，很多姐妹家里的保健品是一水儿的外国货，而且以美国货居多。美国的保健品叫作膳食补充剂，和中国的保健品规定略有不同的是，美国监管部门很明确膳食补充剂只能补充营养，不能缓解、预防或治疗任何疾病。虽然表面上看上去更严格，但是同样存在滥用和过度宣传的问题。

不管是国内还是国外，保健品大多不会老老实实按照实际情况进行宣传。凡是在某个研究中有那么一点儿功效，不管研究质量如何、不管试验剂量如何，也不管是对动物还是对人的……最终都会变成吸引我们眼球的广告。很多保健品最大的问题在于性价比不高，对我们的帮助不大。但通常安全系数还是有保障的，只要是正规机构生产的产品倒是不用特别担心不良反应的问题。这里我先挑几个常用的保健品为大家简单分析一下。

白藜芦醇

白藜芦醇是一种多酚类天然化合物，在葡萄皮中的含量较高，有很强的抗氧化功能。20 世纪 60 年代，科学界发现白藜芦醇具有抗炎、抗氧化作用，于是开始了几十年轰轰烈烈的研究和宣传，连带着把富含白藜芦醇的红酒也捧上了天。有动物试验显示白藜芦醇可以改善血脂和大脑以及神经系统，这让整个学术界都很兴奋。但是大家都知道，动物试验的剂量通常很大，以动物试验的剂量换算，一个成年人大约需要每天摄入 2g 白藜芦醇，而 600 瓶红酒中的白藜芦醇含量还不到 1g。

就算给人用到了 2g 白藜芦醇，达到了试验剂量，可动物试验并非人体试验。就在大家纷纷提出质疑的时候，2012 年美国康涅狄格大学的研究员 Dipak Das 博士被发现有 145 项学术造假，这可是一位白藜芦醇领域的大咖。他有关白藜芦醇的近 20 篇论文都被撤回，而他本人随后也被学校开除。在健康人群中，短期使用白藜芦醇的安全性还可以，但是有研究报告显示，每天服用 2.5g 的大剂量白藜芦醇，长期可能引起恶心、呕吐、腹泻、肝功能障碍等不良反应，还会抑制细胞色素 P450 同工酶，进而影响许多药物的代谢。另外，白藜芦醇在部分肿瘤患者身上也发生过严重不良事件，动物试验还曾发现白藜芦醇反倒成了促氧化剂、产生肾毒性等。

不论是食物，还是药物，或者是保健品，都没有绝对安全的，毕竟水喝多了也会中毒。况且含有白藜芦醇的保健品还都挺贵的，拿这个钱去买一些优质的、新鲜的食材，合理搭配一日三餐，既怡情，又健身，何乐而不为呢？

葡萄籽

要说葡萄真是个好东西，葡萄皮中的白藜芦醇被研究完之后，科学界又发现葡萄籽中的原花青素也很有用处。原花青素的主要功效是抗氧化，可以清除人体内产生的自由基，而自由基会对细胞造成损伤，被认为是身体衰老和许多疾病的诱因。有人曾对国内外 11 款葡萄籽类保健品做过检验分析，发现有将近一半的产品原花青素含量低于说明书上的标注量。11 款产品中按照说明书中推荐的剂量服用，原花青素含量从 80mg 到 300mg 不等。

《中国居民膳食指南（2016）》中原花青素的推荐摄入量是每天 200mg。长期服用每天低于 800mg 的原花青素都是安全的，但是估计商家也不会在保健品中添加太多。赤裸裸的事实是，每 100g 蓝莓含有原花青素 173mg，每 100g 草莓含原花青素 138mg，葡萄、蔓越莓等水果中原花青素含量也很丰富。对比一下葡萄籽产品的价格，是不是吃水果更划算一些？

这年头，不夸大宣传的保健品似乎有点儿不合群，宣传称原花青素可以

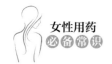
抗氧化、防衰老、美容养颜、防晒、抗辐射、抗炎、抗过敏、保护心脑血管、保护眼睛、改善睡眠等。事实上原花青素最主要的功效就是抗氧化，长期服用可能对黄褐斑有一定改善效果，至于保护心脑血管，抗炎、抗过敏等"功效"，咱们别太当真。

大豆异黄酮

大豆异黄酮主要来源于大豆，它和雌激素结构类似，所以又叫植物雌激素，但是这种雌激素比人体的雌激素效果要弱很多。大豆异黄酮具有双向调节能力，所谓双向调节就是当体内缺少雌激素的时候，大豆异黄酮可以适当补充自身雌激素的作用，而当体内雌激素分泌过多的时候，它可以反向调节，抑制自身雌激素的合成，某种程度上帮助降低雌激素水平。所以女性在饮食中保证一定的豆制品摄入对维持体内激素水平稳定具有一定的积极意义。

大豆中大豆异黄酮的含量为 0.1%～0.2%，《中国居民膳食指南（2016）》推荐每天食用 30～50g 大豆，基本可以满足人体对于大豆异黄酮的需求。中国营养学会建议，我国绝经后女性可以每天摄入大豆异黄酮 55mg，但不要超过 120mg。这个量其实从饮食上不难满足，如果实在不喜欢豆类食物，也可以通过保健品来补充。但是要看准是否是正规产品。这类产品通常用了也不会明显改善更年期症状，如果有很明显的改善，那么里面多半违规添加了雌激素。假如更年期症状真的很严重，还是要去正规医院找医生来解决。

有研究显示，对于长期摄入较大量大豆异黄酮的女性，尤其是 60 岁以内的未绝经女性，出现更年期症状的风险会更高一些。至于大豆异黄酮会"增加乳腺癌发病风险"这件事已经被诸多研究辟谣了，倒是不用担心。

羊胎素

凡事跟"胎"相关的东西总会让人觉得大补，如羊胎素、鹿胎膏，甚至有些人连人胎盘也不放过。羊胎素最早的产品是用来注射的，因过敏以及细菌、病毒感染等不良反应常见，早就被叫停了。之后羊胎素又摇身一变成了胶囊和护肤品。我觉得这种东西抹抹也就算了，吃的话还是要谨慎。

目前市面上的羊胎素大多是从羊胎盘和羊胚胎中提取出来的，羊的胎盘中含有蛋白质、氨基酸和矿物质，除此之外，也含有多种激素，如羊的生长激素、雌激素等。此外，羊胎盘中还可能带有病毒和致病菌。我国相关部门早在 2008 年就曾明确规定"羊胎盘含有多种生物活性成分，在我国缺乏广泛食用历史和食用安全证明，不能作为普通食品原料使用"。总之，截至目前并没有任何高质量的证据显示人吃了羊胎素会给身体带来任何益处。

鹿胎膏也是同样道理，当看到配料表中的"鲜鹿胎一具"我心里就咯噔一下。能不能延缓衰老我不知道，我要是吃了肯定会做噩梦。至于人胎盘，我就不多说了，总之没啥用。

胶原蛋白

岁月是把杀猪刀，这把刀往往体现在脸上胶原蛋白的流失上。很多人认为吃啥补啥，但事实上，吃进体内的胶原蛋白和其他所有蛋白质在体内代谢途径都差不多，最后都会在胃和小肠中被分解为氨基酸和短肽，然后再被肠道吸收。作为蛋白质，胶原蛋白中的氨基酸成分并不丰富，算不上优质蛋白。目前并没有充分的证据显示吃胶原蛋白可以改善皮肤衰老情况、强化关节和骨骼等。要想减慢胶原蛋白的流失速度，还要靠保湿、防晒、均衡营养和规律运动，这些才是让女人年轻的法宝。

叶黄素

现代人用眼多，叶黄素主打的宣传就是保护眼睛。有研究证实吃了富含叶黄素的食物或者叶黄素补充剂后，血液中的叶黄素浓度会升高，视网膜黄

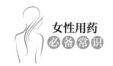
斑中的叶黄素水平也会相应升高，这个部位的叶黄素水平影响着精细视觉，充足的叶黄素还可以对抗视疲劳和蓝光伤害。我国推荐每天摄入叶黄素的量为 10mg。一个鸡蛋大约含有 0.14mg 叶黄素，100g 生菠菜中大约含有 6.6mg 叶黄素，羽衣甘蓝、香菜以及绿色豌豆等，也是叶黄素含量比较高的天然食物。通过日常饮食来满足叶黄素的摄入并不难，如果饮食实在满足不了，也可以选择叶黄素补充剂。补充剂尽量选择单一成分的产品，很多厂家为了提高价格和宣传力度，往往会把多种成分混在一起，其实成分越复杂，越不利于评估一个产品的风险和收益。所以我们常说，补充剂成分越简单越好，食物品种越多样越好。

要想真正保护眼睛，其实改善生活方式比补充叶黄素更加重要，如外出记得戴太阳镜，避免化学损伤以及过度疲劳等。

蔓越莓

很多来妇科就诊的姐妹都会拿出蔓越莓保健品给我看"医生啊，我吃这个行不行？"保健品说明书上写着可以治疗尿路感染、阴道炎、盆腔炎、子宫肌瘤、卵巢囊肿……还没啥副作用，是这样吗？

还记得咱们之前提到的保健品的"红线"吗？如果一个保健品宣称有治疗疾病的功效，那么就不需要考虑购买这个产品了。很多蔓越莓保健品厂家不仅大胆跨过了这条"红线"，甚至把蔓越莓描述成了妇科神药。目前确实有一些蔓越莓与妇科疾病的研究，但普遍缺乏高质量的证据支持，如果真这么神奇，蔓越莓早就被做成药品在临床广泛推广了。

蔓越莓作为食物来讲倒是可以吃吃，是一种经济、实惠，又健康的小零食，我们家里也会常备。蔓越莓本身含有多种生物活性物质，如原花青素、黄酮醇类物质、酚酸、花青苷等，不过这些成分并非蔓越莓所独有，像紫薯、葡萄、蓝莓、甘蓝、草莓等食物中也会含有，真没必要花大价钱买一些并没有实际疗效的蔓越莓保健品。

月见草油

月见草油声称可以调节女性内分泌功能，保养卵巢。女性内分泌问题复杂得很，一个资深妇科专科医生也很难说自己对女性内分泌问题拎得十分清楚。说到内分泌，不同时期内分泌水平不一样，即便是同一年龄段，不同的人面临的内分泌问题也不一样。一个月见草油就能百发百中地调节好我们的内分泌功能，这不科学。保养卵巢本身就是伪科学，被专家们辟谣过无数次，不值得相信。

月见草油是用月见草的种子榨取的油，富含亚油酸（LA）和 γ- 亚麻酸（GLA）等 ω-6 不饱和脂肪酸，这些酸的名字听着耳熟不？很多食用油、鱼油保健品中也经常能看到它们的身影。月见草油对于女性内分泌问题，如经前期综合征、更年期症状等有改善的相关研究并不多，而且研究质量普遍不高，更多研究则表明月见草油对上述问题并没有切实效果。

选择保健品的注意事项

看批号： 如果在国家市场监督管理总局网站查不到，或者包装上压根儿就没有批号，那么这种产品千万不要选择。

看成分： 排在最前面的是产品中含量最高的成分，建议根据自己的实际情况有针对性地选择保健品。不要选择成分过于复杂的，因为成分越复杂，风险越不可控。

看宣传： 如果一个产品宣称自己有治疗和预防疾病的功效，那就涉及虚假宣传，这种产品十有八九不靠谱。

有些女性习惯补充一些复合维生素或含有其他成分的营养补充剂，但事实上对于大多数人来说，这些营养素通常不需要额外补充。只要保证均衡饮

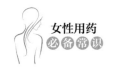

食，我们所需要的营养物质都可以得到满足。与营养补充剂相比，食物中的营养素更容易被身体吸收和利用。有证据显示，均衡饮食给人带来的好处是营养补充剂无法替代的。如果饮食不健康，单纯通过营养补充剂还是无法很好地弥补营养素摄入的不足。

不过话又说回来，在不超过推荐剂量的前提下，按照说明书中推荐的预防剂量补充维生素和矿物质大多是安全的。但这个"安全"并不是百分之百，据不完全统计，全球每年有23 000次急诊与服用营养补充剂直接相关，通常是由某些营养补充剂中的有毒成分（如重金属、激素和兴奋剂等）引起，或者是由某种成分摄入过量引起。

这世上很多事情并没有捷径，健康尤其如此。对于保健品来说，辟谣的速度远比不上产品宣传的速度。很多人把这部分的花销戏称为"智商税"，也有人说这是酸葡萄视角，吃不起保健品的都是穷人。不管有钱还是没钱，只有你自己最了解自己真正需要的是什么，掌握好选择保健品的原则，找到正规的厂家和靠谱的购买途径，补充自己真正需要补充的营养素，这样心里才踏实……

女人的私家小药箱

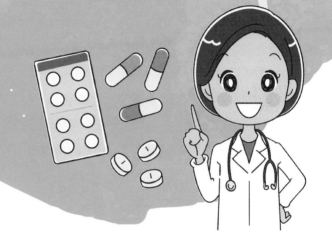

　　每个女人都有自己的小秘密，家里的小药箱往往是最能体现秘密的地方。之前有句很火的话——"你的气质里，藏着你走过的路，读过的书和爱过的人"，而你的药箱里，则藏着你不为人知的痛苦。一个阳光乐观的女孩儿可能每个月都会有那么几天痛不欲生，一个慈祥的妈妈也可能会在更年期的时候歇斯底里，一个职场女性高跟鞋里是贴满了创可贴的双脚，而外表光鲜亮丽的女明星，也有可能正被痔疮和脚气困扰……

　　不同的人药箱里的秘密不一样，只有科学地准备药物，才能让我们更好地被治愈，同时免于药物的伤害。现在药物配送系统非常发达，通常都是线上咨询问诊、开药、配送一条龙服务。原则上家里真的不需要准备过多的药物，毕竟定期排查过期药品也是件麻烦事儿。下面给大家介绍一下可以备用的药物和酌情备用的药物，我们可以根据自己的实际情况选择。

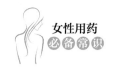
建议备用的药物

莫匹罗星或者红霉素软膏 这两种是抗菌药膏，遇到手指划破感染了、长痘痘化脓了等情况，我们都可以用这类药膏来预防和治疗感染。皮肤表面的伤口感染大多是金黄色葡萄球菌导致，常备一个这类药膏，用起来效果不错还方便。需要注意的是，每次涂抹药膏时，最好用干净的无菌棉签去接触药膏开口处，以免污染药物，否则下次再用的时候很有可能引起交叉感染。如果是乳头皲裂感染，建议选择莫匹罗星，这是由于红霉素软膏不太容易被洗掉，会耽误孩子吃奶。

钙片 钙对女性来说很重要，年龄越大，补钙的效率越低，成年人的钙吸收率只有 20%～40%，老年人更低。所以我们每一天多储存一点儿钙，上了年纪以后骨质疏松的风险就会低一点儿。关于钙的补充之前有讲过，我们可以根据自己每天饮食中摄入的钙来计算一下是否需要补充。如果需要额外补充，再计算一下需要补充多少。

布洛芬 这是解热镇痛药，痛经女士必备。不过痛经的原因有很多种，如子宫内膜异位症等，建议先找医生确定一下原因。除了痛经之外，布洛芬对牙痛和头痛也有效，使用之前要对照药品说明书看看自己是否存在禁忌证。布洛芬还可以用来退热。哺乳期同样可以使用布洛芬，但孕期不建议使用。

感冒药 感冒的时候发热、鼻塞、打喷嚏、头痛一系列症状都会让坚强的我们瞬间变成霜打的茄子，这也是提醒我们该休息了。感冒药中通常有好几种成分，除了可以有效缓解上述症状外，很多感冒药中的一些成分有利于睡眠，睡一觉起来之后症状缓解了，精神也更好了。要注意有选择性地针对自己的症状购买感冒药，如不发热，也不头痛、喉咙痛，就没有必要买带有解热镇痛成分的感冒药；如果想在工作或者开车的时候让自己更舒服一些，就不能买带有安眠成分的感冒药，使用之前建议仔细阅读药品说明书。

复合维生素 如果能够保证均衡饮食，就不需要常规补充复合维生素，但如果因为出差等特殊原因不能保证均衡饮食，可以偶尔用这个来顶替一下。复合维生素大多是预防剂量的补充，即使在均衡饮食的情况下服用也不会造成过量。建议选择正规厂家生产的产品，并且通过正规途径购买，以免买到假药或者不合格产品。

维生素 D 维生素 D 在食物中的来源非常少，主要是在晒太阳后通过皮肤合成，但问题是现在没有几个女人出门不涂防晒霜、不带遮阳伞的，而这种情况下皮肤很难合成足够的维生素 D。再说晒太阳还会增加皮肤癌的风险，所以补充一些维生素 D 还是有必要的。维生素 D 可以促进钙质的吸收，如果体内维生素 D 不足，即便钙质摄入得足够多，还是可能会缺钙。《中国居民膳食指南（2016）》推荐成人每天摄入 400IU 维生素 D，推荐 65 岁以上老年人每天摄入 600IU 的维生素 D。

防蚊液 夏天离不开防蚊液，选择防蚊液的时候需要仔细阅读产品说明书。不同的防蚊液使用方法不一样，有的要求抹在皮肤上，有的要求喷在衣服上，而且不同浓度的防蚊液防蚊效果持续时间也不一样。如果是海外代购的产品，使用前一定要和客服详细沟通询问。其实全世界可以防蚊的成分就那么几种，国外有的，国内也都有。

生理海盐水鼻喷雾 鼻炎女性必备，鼻子痒、打喷嚏的时候可以喷；感冒了鼻塞、流鼻涕也可以喷；鼻屎多了挖鼻屎太不淑女，还可以喷，喷完之后擤一下，整个鼻子又干净、又舒服。

人工泪液 顾名思义，人工泪液效果类似于人的眼泪，这类药物有玻璃酸钠滴眼液或者聚乙二醇滴眼液等。眼睛疲劳、干涩、不小心进了异物等，都可以用人工泪液滴一下。如果需要长期使用这类药物，建议选择不含防腐剂的一次性包装产品。

炉甘石洗剂 荨麻疹、蚊虫叮咬、晒伤等，都会导致皮肤瘙痒，在皮肤没有破损的前提下都可以用炉甘石洗剂来止痒。使用之前记得摇匀，炉甘石洗剂在使用过程中有"刮大白"的既视感，不过很好清洗，不用担心。

氯雷他定 过敏女性必备。这是最常用的抗过敏药，安全系数较高，怀孕和哺乳期都可以使用，对于荨麻疹、过敏性鼻炎、过敏性咳嗽效果不错。如果本身就容易过敏的你要去海边城市玩儿，一定无法拒绝海鲜的诱惑，氯雷他定一定要提前准备。

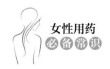
蒙脱石散 止泻药。蒙脱石散几乎不被人体吸收，儿童、老年人也能用。用药之后如果大便成形就可以停掉，使用时间过长容易发生便秘。

脚气膏 脚气女性可以备用。脚气治疗最关键的是按照规定的剂量和疗程使用药物，不能用两天见好就收。还有一点很重要——家人同治，就是家里除了你之外有脚气的人也要一起治，否则这次治好了，下次你还是可能会被感染。

痔疮膏 痔疮女性可以备用。便秘的人平时应该注意摄入足够的富含膳食纤维的食物、饮用足够的水分、避免久坐、避免如厕时间过久，如果这些都做到了，也许就没有必要备用痔疮膏了。

碘伏 碘伏的刺激性小，是处理伤口的常用消毒品。皮肤小而浅的伤口都可以用它来消毒。其他类似的药物，如碘酒、双氧水、红药水、紫药水，要么刺激性大，要么早就被淘汰了，不建议备用。

除了药物，还有一些小东西需要准备，它们可以让我们轻松应对一些日常生活中的小问题。

无菌棉签 居家必备的小工具，能用到的地方简直太多了。涂抹药膏非它不可，用来消毒也是没它不行。洗完澡擦个耳朵，指甲油涂歪了擦一下，甚至连孩子的美术作品很多时候都要靠它来完成。棉签备一些，准保不会浪费。如果是为了消毒和涂抹药膏，一定要准备无菌棉签。

无菌纱布块 用来应急包扎和覆盖较大、较深伤口，比面巾纸之类的靠谱多了。当然，稍后还是要去医院找专业的医生处理一下。

创可贴 主要用于真皮浅层及以上的浅表性小创伤和擦伤等，使用时应该遵循三个步骤。

1. 贴创可贴前要先对伤口进行消毒。

2. 消毒液晾干以后再准备贴创可贴。

3. 创可贴贴好后记得勤更换。通常一片创可贴的使用时间不建议超过12 小时，如果接触水或在夏天出汗较多的情况下，需要更换得更加频繁。

创可贴不要包扎过紧，以免影响血液循环。另外，较深、较大的伤口以及比较脏的伤口、烫伤、抓破的疖子等，不适合用创可贴。创可贴还有很多其他妙用，如穿高跟鞋的女性喜欢用创可贴保护脚部以防磨伤，这种做法短期可以应急，长期下去容易造成皮肤过敏，还是选一双舒服的鞋子更靠谱一些。

消毒湿巾 新冠肺炎疫情让我们几乎离不开酒精等消毒物品，酒精湿巾或者其他消毒湿巾似乎成为了生活必备品。这里需要提醒大家的是，使用酒精湿巾的时候要注意防火。

体温计 现在体温计有很多类型，如腋温计、耳温计、额温计，其实具体选择哪种不需要纠结，只要选择电子的，不要选择水银的就可以了。水银体温计正在被逐步淘汰，使用起来不但不方便，还有安全隐患。如果家里有水银体温计，建议去药店进行回收处理，不要乱扔，以免污染环境。

不建议备用的药物

抗生素以及其他处方药 XX 西林、头孢 XX、XX 霉素类药物通常属于抗生素，抗生素和其他处方药都需要医生的处方才可以买得到，意味着不适合我们自行使用。滥用抗生素会造成抗生素耐药，让我们真正需要使用抗生素的时候反而无药可用。这类药物在日常生活中需要使用的频率并不高，所以不推荐备用。医生通常是按照疗程开具抗生素的，如果没吃完，剩下的也不建议继续保留，以免增加抗生素滥用的风险。

道听途说的中成药 中药不等于保健品，中药是药品，会有不良反应，也会有影响肝肾功能的风险，需要专业的医生根据患者情况开具。每个人的病情不一样，适合其他人的药物不见得适合自己。不论是中药，还是西药，如果需要长期使用，都建议在医生的指导下使用并定期进行监测。

紧急避孕药 最常用的紧急避孕药是左炔诺孕酮，这种药物只适合偶尔避孕措施失败的时候紧急使用，不可以作为常规的避孕方式。频繁使用紧急避孕药会增加不良反应的风险，也会造成内分泌紊乱。如果想用口服药来避孕，首选短效口服避孕药，在没有禁忌证的前提下可以长期使用。

各种来源不明的保健品 选择保健品的时候要有针对性，并且要谨慎确定保健品的生产厂家是否具有相应资质、来源是否可靠。服用来源不明的保

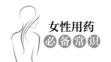
健品不但达不到保健的目的，反而会把身体"吃坏"。

　　每个女人的小药箱和化妆台都是有故事的地方，你的故事多吗，是不是也该清理一下呢？

55检